肾脏病一体化管理科普丛书

总主审·梅长林

总主编·陈　静　毛志国　徐正梅

# 血液透析 100 问

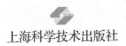

主编·陈静　戴兵　刘玲玲

上海科学技术出版社

**图书在版编目（CIP）数据**

血液透析100问 / 陈静，戴兵，刘玲玲主编.
上海 ： 上海科学技术出版社，2025. 2. -- （肾脏病一体
化管理科普丛书）. -- ISBN 978-7-5478-6862-1

Ⅰ. R459.5-44

中国国家版本馆CIP数据核字第2024VN2407号

**血液透析 100 问**

主编　陈　静　戴　兵　刘玲玲

**上海世纪出版(集团)有限公司**
**上海科学技术出版社** 出版、发行
（上海市闵行区号景路 159 弄 A 座 9F - 10F）
邮政编码 201101　　www. sstp. cn
江阴金马印刷有限公司印刷
开本 889×1194　1/32　印张 5
字数：129 千字
2025 年 2 月第 1 版　2025 年 2 月第 1 次印刷
ISBN 978 - 7 - 5478 - 6862 - 1/R·3127
定价：48. 00 元

---

本书如有缺页、错装或坏损等严重质量问题，请向工厂联系调换

# 内 容 提 要

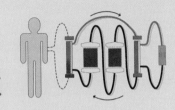

　　"肾脏病一体化管理科普丛书"由海军军医大学第二附属医院(上海长征医院)肾内科医护人员组织编写,旨在为肾脏病患者提供相关科普知识,本书为其中一个分册。全书通过 100 个精选的血液透析关键问题,介绍了血液透析的基础知识、血管通路、透析抗凝、透析充分性、化验检查,以及血液透析患者的营养管理、运动管理、用药管理、并发症防治和生活管理。

　　本书内容科学严谨,语言通俗易懂,图文并茂,趣味性和可读性强,可为血液透析患者及其家属提供参考。

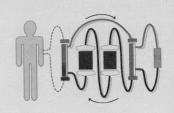

# 编者名单

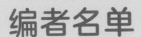

| | |
|---|---|
| **总主审** | 梅长林 |
| **总主编** | 陈 静　毛志国　徐正梅 |
| **主　编** | 陈 静　刘玲玲　戴 兵 |
| **副主编** | 接艳青　许 晶　高 翔　吴 俊　刘亚伟　施素华 |
| **编　者** | （按姓氏笔画排序） |

丁 琳　王翠珍　卞蓉蓉　邢小红　刘亚伟　刘同存

刘玲玲　汤晓静　许 晶　阮梦娜　孙旻昊　杨 明

杨林燕　吴 俊　张 梅　张留平　张毅勤　陈 静

罗晓玲　郑晓艳　赵冰洋　赵梁利　施素华　宫婵娟

钱一欣　高 翔　陶明芬　接艳青　崔琳琳　戴 兵

魏 丽

# 丛书序

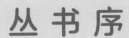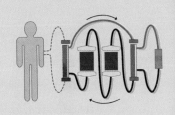

　　在国家积极推动科学普及与科技创新协同发展的今天,努力提高民众医学知识和健康素养是医务工作者责无旁贷的任务。依靠专家团队,夯实科普根基,帮助民众和患者甄别虚假信息,正确面对疾病,形成良性医患沟通,才能更好地帮助患者走向健康生活。

　　在生命的长河中,肾脏是一对默默无闻却又至关重要的器官,如同两条涓涓溪流,日夜兼程地净化着我们的血液,维系着体内环境的稳定和谐,它们不仅是身体排毒的"勇士",更是维系水电解质平衡、调节血压、纠正贫血的"幕后英雄"。随着社会老龄化、工作节奏加快、不良生活习惯及慢性病增加,肾脏疾病发病率不断升高。慢性肾脏病从最初的无症状进展到终末期肾衰竭,可能要经历数十年,可能终身相随。先进的医疗水平和透析技术大大提高了肾脏病患者的生存率和生活质量。在这与肾脏病共存的数十年中,患者面临的问题要多于医护人员。因此,为肾脏病患者及其家属提供切实有用且科学严谨的知识成为迫切之需。

　　上海长征医院在近几十年的临床教学和科研工作中,积累了大量的病例,在"云上长征"这个科普平台积累了众多科普经验,为数以千计的终末期肾病患者答疑解惑。为了更好地帮助患者了解疾病,掌握防治知识,提高生活质量,医护团队精心编撰了"肾脏病一体化管理科普丛书"。该丛书通俗易懂,查阅方便,从肾脏病、血液透析、腹膜透析和肾移植等不同方面,解答患者面临的问题。

该丛书的完成凝聚了上海长征医院和全国众多医护专家的智慧和经验。专家们在繁忙工作之余,挤出时间,不辞辛劳,笔耕不辍,为民众奉献了一套难得的肾脏病科普读物。在此,我向参加该丛书编写的同道们表示诚挚的谢意。

一卷在手,收益良多。希望广大读者喜欢该丛书。

梅长林

上海长征医院终身教授

2024 年 9 月

# 丛书前言

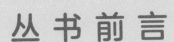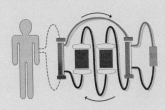

近年来,慢性肾脏病以其高达10.8%的患病率,成为仅次于心脑血管病和糖尿病的影响人类健康的重要慢性疾病。慢性肾脏病起病隐匿,常常被称为"沉默的杀手",早期识别、干预和规范治疗,能够延缓疾病进展、保护肾功能、减少并发症的发生。当慢性肾脏病最终进展至终末期,则需要通过透析治疗或肾移植来替代受损的肾脏,这严重影响了患者及其家属的生活质量,且对家庭和社会带来巨大的经济负担。为有效应对这一挑战,积极回应"医学科学高质量发展"的时代需求,我们推出"肾脏病一体化管理科普丛书"。该丛书共四册,分别为《肾脏病100问》《血液透析100问》《腹膜透析100问》及《肾移植100问》,通过问答形式,用通俗易懂的语言,系统地介绍肾脏病的相关知识,以帮助民众更好地理解和应对肾脏健康问题。

本丛书在内容设计上注重实用性和科学性,旨在通过深入浅出地解读,让读者轻松获取准确、全面的肾脏病信息,为"共建共享、全民健康"的健康中国建设添砖加瓦。丛书覆盖了肾脏病的基础知识、临床表现、诊断、治疗等内容,详细介绍了血液透析、腹膜透析、肾移植,为肾脏病患者及其家属提供了全面的指导。我们希望通过本丛书的出版,进一步提升民众对肾脏健康的重视程度和认知水平,力求做到肾脏病的早期预防、早期诊断和早期治疗,为减少肾脏病的发生和降低其带来的危害贡献一份绵薄之力。

最后,感谢所有编者和出版人员,也感谢所有关注和支持本丛书的读者。由于编者水平的限制，书中难免存在疏漏和待完善之处。因此，真诚地邀请医学界专家及广大读者提出宝贵意见和建议，以便我们不断改进和完善。

陈　静　毛志国　徐正梅

# 本 书 前 言

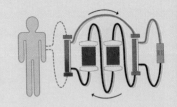

　　亲爱的读者们好!《血液透析100问》全面而深入地阐述了血液透析这一重要的肾脏替代治疗方法。我们精心筛选血液透析相关的100个常见问题,介绍了血液透析的基本原理、适应证与禁忌证,透析过程中的注意事项、并发症管理,以及患者日常生活的自我管理和心理调适,每一个问题的回答都力求详尽且实用。希望通过阅读此书,读者们能够真正了解血液透析的全貌,认识到它对于肾衰竭患者生命维持的重要性。对于正在接受或即将接受血液透析治疗的患者及其家属而言,它不仅能帮助他们更好地理解和配合治疗,还能在心理上给予他们坚定的支持;而对于广大公众来说,此书能够增进大家对血液透析这一医疗手段的认识,以便在遇到相关情况时能够做出更明智的决策。

　　在本书编写的过程中,我们得到了众多临床一线专家和医护人员的鼎力支持。医学知识浩如烟海,且不断更新、发展,尽管我们已尽力做到准确、全面,但难免仍存在不足之处,我们诚挚地邀请广大读者提出宝贵的意见和建议。我们将持续关注血液透析领域的最新动态,不断完善和更新这本书的内容,以期为广大读者提供更加优质、实用的医学科普知识。

主　编

# 目 录

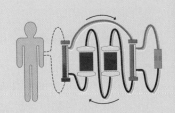

## 基 础 知 识

## 血 管 通 路

# 透析抗凝

# 透析充分性

# 化 验 检 查

# 营 养 管 理

## 运 动 管 理

## 用 药 管 理

# 并发症防治

# 生 活 管 理

# 基础知识

血液透析是终末期肾病(俗称"尿毒症")最主要的治疗方法之一。它是通过体外循环清除血液中的代谢废物、多余水分和毒素,纠正体内水、电解质和酸碱失衡,来替代受损的肾脏功能。截至2023年底,中国大陆地区登记的血液透析在透患者已经超过91万。随着人口的老龄化、医保政策的完善、透析设备的迭代更新及透析质量的提升,血液透析人数将在未来一段时间内继续快速增长。

## 1. 什么是血液透析?

当人体的肾脏受到损伤出现功能衰竭,体内的水分、毒素无法清除,蓄积于体内,导致人体毒素水平升高,出现恶心、呕吐、头晕、水肿等一系列临床表现。为了改善患者上述症状,血液透析应运而生。

血液透析的历史并不久远,"透析"这个概念是在1854年由苏格兰化学家托马斯·格雷姆(Thomas Graham)最早提出,经历了百余年的探索和动物、人体试验,1960年,此项技术开始用于治疗尿毒症患者。

血液透析,简称"血透",也常被人俗称"洗肾"。它是通过血液透析设备建立体外循环,将血液引出体外,流经一个由数以万计根中空管状透析膜组成的透析器,并与透析液进行溶质交换的一种治疗方式。

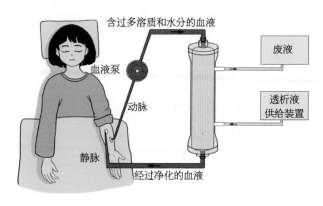

含过多溶质和水分的血液

血液泵

动脉

静脉

经过净化的血液

废液

透析液供给装置

▲ 血液透析模式图

透析器是透析设备中最重要的组成部分,由支撑结构及透析膜组成,后者是一种半透膜,低于膜孔径的物质都能选择性通过。当血液及透析液在透析器半透膜两侧逆向流动时,水和溶质通过半透膜进行交换,交换后含有有害物质的透析液被废弃,而去除了有害物质的"净化"血液,再经透析管路回输体内,从而达到血液"净化"的目的。

经过血液透析治疗后,血液中的水分及毒素排出,机体的水、电解质及酸碱失衡得以纠正,机体的毒素水平、器官功能损害得到改善。血液透析相当于人工肾脏,目前这项技术已用于多种疾病的治疗,临床最常应用于治疗急、慢性肾衰竭,以及药物或毒物中毒、水电解质紊乱等。尿毒症患者如果不进行肾移植或者腹膜透析,则需要长期接受血液透析治疗。

## 2. 血液透析能够完全替代肾脏功能吗?

肾脏对维持人体正常生理功能至关重要,当肾脏受损时,人体生理功能受到严重影响。血液透析能够替代肾脏的部分功能,但并不能完全代替,因为血液透析本身并不具备治疗肾损伤的作用。随着治疗进程的延长,患者会出现各类并发症,影响身体健康和生活质量。

• **清除能力不足** 虽然血液透析能帮助患者清除体内的代谢产物及多余水分,但是这些与正常肾脏的排泄功能无法相比拟。据统计,常规短时血液透析治疗对小分子毒素的清除最多仅能达到正常肾脏排泄功能的 $10\% \sim 15\%$,远未实现"充分净化"血液的目标。同时,透析也不能像正常肾脏,会根据患者的饮食、饮水量自由调节并维持体内水的动态平衡。

• **内分泌和代谢功能降低** 肾脏可以通过合成、分解和分泌激素,产生肾素、缓激肽、促红细胞生成素、活性维生素 $D_3$ 等重要物质。目前,血液透析治疗无法替代肾脏的内分泌和代谢功能,而这些物质的缺乏会导致患者出现贫血、高血压、骨代谢异常等。

虽然血液透析不能完全替代肾脏功能,但现代医学技术的不断发展、更高效的血液净化方式的临床问世,都将大大提高透析充分性。另外,通过控制高磷、高钾、水、盐等食物的摄入,同时适当补充促红细胞生成素、外源性活性维生素 D 等措施,可调控血压、钙磷代谢,维持水、电解质和酸碱平衡。通过以上措施,可尽可能多地替代肾脏功能,同时在规律透析、科学饮食、合理用药的基础上,尿毒症患者可以达到长期生存且拥有较高的生活质量。

## 3. 血液透析治疗的风险大吗?

血液透析是一种相对成熟的治疗手段,据不完全统计,全球约有380万尿毒症患者依赖血液透析维持生命,截至 2024 年 10 月,已知最长透析龄已达 52 年 8 个月。除少部分患者接受居家血液透析治疗外,大部分接受血液透析治疗的患者都在正规的医院接受专业的医护人员照护,总体风险较小。但血液透析治疗属于体外循环,是一种非生理状态,且整个过程持续时间基本在 4～5 小时,在操作过程中还是有一定风险的。那么血液透析治疗过程中会面临哪些主要风险呢?

• **血压波动**  透析过程中经常会有患者出现血压波动,表现为低血压或高血压。其原因主要与透析过程中超滤量设置不当、使用降压药物、血管顺应性差、心功能不全或者精神紧张等因素有关。治疗过程中可通过密切监测血压变化,调整透析治疗方案及降压药物的服用时间、服用剂量等措施,来降低血压变化的概率。

• **过敏**  可能与透析器、体外循环管路或透析过程中使用的药物有关。轻症者表现为胸闷、头晕、恶心、呕吐、皮疹等,重症者出现神志改变,甚至死亡。临床可通过抗过敏治疗、加强冲洗或更换透析器等措施获得改善。

• **凝血或出血**  当治疗过程中肝素化不足或透析流量不佳时,易出现透析器或体外循环管路凝血。出血常常与肝素化过量、操作过程中穿刺针或透析管路滑脱有关。此类风险可通过调整抗凝方案、增加透析治疗中的监护来避免。

• **感染血源性传播疾病**  血液透析治疗中血液暴露,会增加血源性传播疾病,如乙型肝炎、丙型肝炎、艾滋病等感染风险。可通过严格分区诊疗、加强标准预防措施、规范诊治来减少相应风险。

• **心脑血管疾病风险**  由于血液透析体外循环会增加心脏负担,引起心肌缺血加重,临床主要表现为发作性胸闷、胸痛,部分患者会出现心律失常,包括窦性心动过速、室上性心动过速、心房颤动、心室颤动等,可能与透析过程中电解质变化相关,同时透析过程中的血压波动亦会增加出血和缺血性脑卒中的发生风险。

只要医护人员做好充分的评估、严密的监护和及时的处理,同时患者自身做好积极的配合,上述风险在采取适当措施后均可有效减少或避免。

## 4. 哪些情况下需要做血液透析？

血液透析作为一种重要的肾脏替代治疗方式，除肾脏病外，在急危重症救治中也发挥着重要作用。当出现以下情况时，需要进行血液透析治疗。

• **急性肾损伤**　急性肾损伤患者短期内出现肾功能急剧减退，毒素和代谢废物在体内蓄积引起各类并发症，严重者可死亡。血液透析通过清除代谢产物，减轻肾脏负担，帮助肾脏渡过急性期的损伤，同时对其他脏器也起到了支持作用，为患者诊疗争取了时间。

• **慢性肾衰竭**　随着慢性肾脏病的逐步进展，肾功能丢失越来越严重，体内毒素、代谢产物蓄积，导致机体出现一系列严重的病理、生理改变。此时，必须采用血液透析治疗来替代受损的肾脏维持生命，同时也能为后续肾移植争取充分的等待时间。

• **药物或毒物中毒**　血液透析能清除蛋白结合率低、水溶性高且分子量较小的药物或毒物，如镇静安眠类药物、乙醇、解热镇痛药和某些抗生素等。而蛋白结合率高且非水溶性的药物或毒物，单纯血液透析的作用极为有限，需要通过联合其他血液净化治疗模式如血液灌流来清除。

• **容量负荷过重**　可表现为急、慢性心力衰竭，肺水肿，难治性高血压和重度水肿。当利尿剂效果不佳时，血液透析能在短时间内去除机体内多余的水分，有效减轻机体各脏器容量负荷，改善高血压。

• **严重电解质及酸碱平衡紊乱**　较常见为高钾血症、高钠血症、低钠血症和严重代谢性酸中毒，严重者会引起心源性猝死，对生命造成极大危险。当一般药物治疗无法纠正时，需要进行血液透析，快速

005

纠正机体内环境紊乱。

● **其他** 自身免疫性疾病（如重症系统性红斑狼疮）、血液病（如巨球蛋白血症、冷球蛋白血症、特发性血小板减少性紫癜）、神经系统疾病（如吉兰-巴雷综合征、重症肌无力、慢性炎症脱髓鞘性多发性神经病）及肾脏疾病（如抗肾小球基底膜肾病）等。以上情况，采用单纯血液透析治疗无效，需要通过其他血液净化治疗模式如血浆置换，来清除血浆中的致病因子（如自身抗体、免疫复合物等），达到治疗疾病的目的。

## 5. 血液透析治疗模式有哪些？

尿毒症毒素按分子量大小分为小分子毒素、中分子毒素及大分子毒素；按在血液中存在形式分为蛋白结合毒素和非蛋白结合毒素。不同透析模式对各类尿毒症毒素的清除效果不同，目前较常见的血液透析治疗模式包括以下几种。

● **血液透析** 主要清除小分子非蛋白结合毒素，对中大分子毒素和蛋白结合毒素效果不佳。血液透析对毒素的清除以弥散为主，即溶质从高浓度侧透过透析器的半透膜移至低浓度侧。

● **血液滤过** 主要清除中大分子毒素如 $\beta_2$ 微球蛋白等。对流是血液滤过的主要原理，即在液体由高压力侧向低压力侧移动的过程中，加强清除中大分子毒素的作用。

● **血液透析滤过** 结合了血液透析和血液滤过的优点，通过弥散清除小分子毒素，联合对流清除中大分子毒素。

● **血液灌流** 主要通过灌流器的吸附原理来清除中大分子和蛋白结合毒素，包括炎症介质等。也可联合血液透析串联治疗，来改善维持性血液透析患者的长期预后，提高生活质量。

• **单纯超滤**　主要利用透析器半透膜两侧的压力差使血液中的水分向透析液侧移动，从而排出体外。多用于如心力衰竭或重度水肿等容量负荷过重的患者。单纯超滤不需要透析液，通过增大透析器膜两侧的压力差即可达到清除水分的作用。

• **连续性肾脏替代治疗**　通过弥散、对流和吸附模式清除溶质、水分、炎症介质、毒物及各种致病因子等，主要用于急、慢性肾衰竭患者的肾脏替代治疗及各种危重症患者的救治。

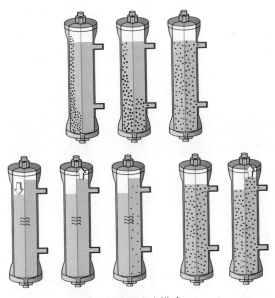

▲ 透析治疗模式

## 6. 什么是连续性肾脏替代治疗？

连续性肾脏替代治疗（continuous renal replacement therapy），简称 CRRT，它是一种能持续缓慢清除毒素、水分和炎症介质，并对脏器功能起支持作用的血液净化技术,不仅能用于急、慢性肾衰竭患者的肾脏替代治疗,更可用于各种危重症患者的救治。

与常规血液透析相比,CRRT拥有明显的优势:①主要通过弥散结合对流模式清除溶质和水分,能同时清除中、小分子毒素,调节电解质和酸碱平衡。②血流量低,整个治疗过程更接近生理状态下肾小球的滤过功能,对人体血流动力学和肾脏灌注的影响较小,患者不会出现剧烈的血流动力学波动,对合并心脏疾病的患者尤其适用。③整个治疗过程持续时间长,可连续清除水分及毒素。④能清除炎症介质、毒物等各种致病因子,减轻炎症"风暴",可用于急性呼吸窘迫综合征、急性重症胰腺炎、严重全身炎症反应综合征、挤压综合征、热射病、药物或毒物中毒等疾病的救治。⑤便于营养支持。⑥能实现床旁治疗与急救。

当然,CRRT也存在自身的"短板":①血流量及透析液流量低于常规血液透析,所以对尿素氮及肌酐等毒素的清除较常规血液透析弱。②对抗凝技术要求高,抗凝使用剂量较大、持续时间长,需要密切监测患者的凝血功能及出血倾向。③治疗费用较高,患者及家属经济负担较重。

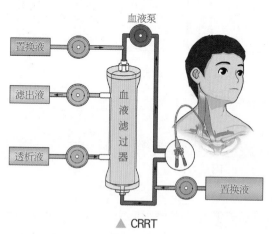

▲ CRRT

## 7. 选择长期血液透析治疗时，应做好哪些准备？

当患者肾脏病发展到尿毒症阶段时，就需要开始接受长期的血液透析治疗。有研究表明，透析前 3 个月至透析开始后 6 个月内患者死亡率最高，这可能跟患者在开展透析治疗前没有做好充分的准备有关。为能够顺利且平稳地渡过这个时期，患者可做好以下的充足准备。

• **心理准备**　血液透析是一个长期的治疗过程，患者及陪护者要做好长期治疗的思想准备。提前了解血液透析基本知识，消除对治疗的恐惧，能更好地配合医护人员做好进入透析前的相关准备。同时也需要提前协调好血液透析与日常生活、工作之间的关系，以免影响治疗时间。

• **选择适合的透析中心**　血液透析每周 2～3 次，每次要 4～5 小时，不管是去医院治疗还是日常随访，选择就近的透析中心能够尽量减少对日常生活、工作的影响，特别是对于生活不能完全自理的患者来说，可大大减少路途中接送的困难。如果患者有肝炎等传染性疾病，还需要选择能接受传染性疾病的透析中心。

• **血管通路准备**　血管通路就是将患者血液从体内引出，经过净化治疗后回输至患者体内的通道。血液透析患者的血管通路不同于普通血管，需要满足透析中较大的血流量，是一种"动脉化"的浅表静脉血管，但是这条"动脉化"的静脉血管手术后一般需要 6～8 周的成熟时间才能使用。所以，准备开始血液透析治疗的患者需提前 3～6个月行自体动静脉内瘘手术。如在等待血管成熟期间，患者需要紧急透析，可通过插管进行血液透析治疗。对于自身血管条件差、无法建立自体动静脉内瘘或心功能不佳的患者，可选择移植物动静脉内瘘或带隧道和涤纶套中心静脉导管（简称"长期导管"），来满足患者血液透析血管通路的要求。

在从非透析转向透析的过程中,除了做好以上的准备工作外,还应做好日常生命体征的监测和相关的血常规、肝肾功能等生化指标监测,以便在病情需要时及时开始透析治疗。

## 8. 透析用水有什么要求?

血液透析治疗所需要的用水不是一般自来水。它是将自来水经过砂滤、软化、吸附、砂芯滤过和反渗处理后得到的高纯度水。如果质量不达标,溶于水的物质和细菌产物就能通过透析膜进入患者体内,引起中毒症状,部分不能通过透析膜的颗粒物质和微生物虽不会进入患者体内,但也会破坏透析设备,因此,临床上对透析用水要求极高。

为避免造成人体损害、影响透析液电解质浓度和对透析机造成损害,透析用水要求清除三大类物质:①微生物:常见的是细菌及其降解和释放的产物,这些物质一旦进入血液后会成为致热原引起机体发热,细菌释放的内毒素还能引起患者免疫力降低、淀粉样病变和促红细胞生成素抵抗等慢性并发症,微生物可通过加热、反渗、细菌过滤器及化学杀菌去除。②化学物质:如残余氯、各种游离离子、硝酸盐等化学物质,经过活性炭过滤器、软水器、水纯化系统、反渗膜等处理后可达到透析用水要求,避免引起溶血、神经系统症状、心律失常、骨骼病变等不良反应。③不溶性颗粒:像沙子、泥土等不溶性颗粒,经过滤过装置去除后,可保护相应设备和反渗膜不被破坏。

透析用水的监测工作应由专人负责,监测内容如下。

(1) 每天透析治疗之前监测出水硬度,结果应小于 1 GPG(或17.1 mg/ L)。

(2) 每天透析治疗之前监测活性炭罐的出水总氯浓度,结果应不超过 0.1 mg/L。

（3）每月监测细菌含量且满足细菌总数不得超过 100 CFU/mL，当细菌总数超过 50 CFU/mL 时，应采取相应的干预措施。

（4）每月监测内毒素含量且内毒素含量不得超过 0.25 EU/mL，当内毒素含量超过 0.125 EU/mL 时，应采取相应的干预措施。

（5）需定期测定无机物和有机物的含量，必要时可提高测量频次。

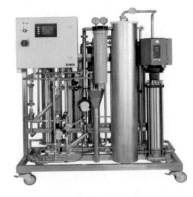

▲ 透析用水装置

# 9. 什么是透析液？

在每周的血液透析治疗过程中，患者的血液会接触到 300～400 L 的透析液。透析液是由多种离子和非离子物质组成的液体，在透析器半透膜两侧与血液进行物质交换，清除机体多余的水及代谢产物，调节机体水、电解质及酸碱平衡，维持内环境稳定。透析液由 A 液及 B 液组成。A 液是不含缓冲剂的部分，包括钾离子、钠离子、钙离子、氯离子、镁离子及葡萄糖。B 液临床普遍使用的是碳酸氢盐，可迅速纠正酸中毒且对心血管系统影响小，但在存储和使用过程中要求密封，以避免二氧化碳逸出。

A 液和 B 液是如何产生的呢？目前临床有三种类型的透析液配置方法。

• **干粉手工配置法**  临床中将 A 液与 B 液制作成干粉，使用前需手工进行配置。优点：使用干粉手工配置法成本最低，占地空间最小,且储存方便。缺点:存在透析液质量差、感染隐患、运送困难等问题,目前临床已较少使用。

• **成品浓缩液配置法** 优点:可直接使用单机配置的成品 A、B 浓缩液,质量有一定保证。缺点:成本高、占地空间大,还有运送工作量大等问题。为了便于保存运输,目前 B 浓缩液很多被一次性使用成品干粉代替。

• **集中供液系统** 相当于在血透中心建立一个成品透析液制造工厂,透析液直接输送至透析机供治疗使用。集中供液系统主要分为两类:直供浓缩液系统和直供透析液系统。前者对血透机的相应功能模块要求齐全,浓缩透析液的细菌数量≤100 CFU/mL、内毒素≤0.5 EU/mL;后者因节省了部分模块,透析机体积更小、成本更

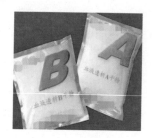

▲ 干粉

低,但须达到超纯透析液的标准(细菌数量<0.1 CFU/mL、内毒素<0.001 EU/mL)。优点:全封闭运行,减少透析液二次污染可能,同时有完善的过滤装置,可以更好地控制透析液质量,节约了运输费用和存储空间,成本相对较低,更具经济性。缺点:集中供液系统的钾、钙浓度都是统一的,无法为患者提供个体化治疗,而且维护保养要求高。

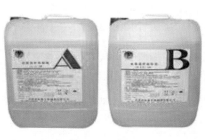

▲ 浓缩液

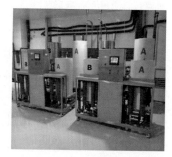

▲ 集中供液系统

## 10. 透析液包含哪些成分？如何选择？

透析液中主要含有和人体成分相接近的离子，包括钠、钾、钙、镁、氯、碳酸氢根和葡萄糖等。透析液中各成分的浓度并不是一成不变的，可根据透析患者的不同情况进行个性化调整。

• **钠离子**　主要是维持血浆渗透液和血容量，透析液钠离子浓度为 $135\sim145\,mmol/L$，接近人体正常血清钠浓度。高钠透析液可以改善患者对高效率透析的耐受性，但会加重口渴、透析间期体重增长和高血压的风险。低钠透析液可引起透析低血压、痉挛、失衡综合征等。因此需要根据患者透析前血钠水平、心血管稳定性、容量负荷和血压等情况个性化调整。

• **钾离子**　透析液钾离子浓度为 $2\sim3\,mmol/L$，低于人体正常血清钾浓度。低钾透析液虽然对纠正高钾血症有优势，但容易引起血钾的快速下降，更易诱发严重的心律失常。

• **钙离子**　主要是维持神经肌肉的兴奋传导，浓度为 $1.25\sim1.5\,mmol/L$。使用低钙透析液可造成一定的负钙平衡，对纠正高钙血症效果较好，但患者容易出现透析中低血压及抽搐等不良反应。

• **氯离子**　透析液中主要的阴离子，浓度为 $96\sim110\,mmol/L$。基本与细胞外液浓度相同，主要生理功能是保持细胞内、外液的电中性。

• **镁离子**　浓度为 $0.6\sim1\,mmol/L$，略低于血浆镁离子浓度，有利于治疗尿毒症患者的高镁血症。高镁血症有抑制甲状旁腺分泌的作用，低镁血症有刺激甲状旁腺分泌的作用。

• **碳酸氢盐**　浓度为 $32\sim38\,mmol/L$，可补充体内起缓冲作用的 $HCO_3^-$，达到迅速纠正酸中毒的作用，且对心血管系统影响小。

• **葡萄糖**　不同透析中心使用的透析液葡萄糖浓度不同，透析液中葡萄糖主要是增加渗透压。高糖透析液容易滋生细菌,还容易引起高脂血症;而无糖透析液在使用过程中,部分患者容易出现低血糖反应。

## 11. 什么是透析器? 如何评判透析器的优劣?

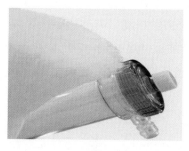

▲ 透析器

透析器是血液透析治疗中最重要的组成部分,是血液和透析液进行溶质交换的场所。由半透膜及支撑材料构成,允许水、小分子溶质和部分大分子溶质通过。透析器一般为圆柱状,透析膜将透析器分为透析液室和血室两部分。外部支撑结构一般由硬质聚氨酯材料制成,可直观地观察到血液流动情况。血液和透析液在半透膜两侧呈反向运动,血液侧的尿毒症毒素弥散进入透析液内,透析液侧的碱基等物质通过半透膜进入血液,还可通过调节透析液侧负压控制水和毒素的清除。

在透析器的发展过程中,先后出现过的透析器基本上可分为三类:平板型、蟠管型和空心纤维型,其中空心纤维型透析器是目前临床使用最多、效果最好的一类透析器。

决定透析器性能最重要的部分是透析膜,如何评判一款透析器的性能优劣呢? 首先,考虑透析膜对水和溶质的通透性,这些与膜面积、膜材料、透析器和膜的设计等有关。其次,考虑膜的生物相容性,生物相容性好的透析器能减少透析过程中过敏反应的发生。最后,还要考虑膜的顺应性、血流阻力、破膜率、残余血量、预冲容量和抗凝等方面的因素。

## 12. 透析器有哪些种类?

透析器主要由支撑结构和透析膜组成,透析器的膜材是其最重要的组成部分,透析膜的材料决定着血液透析的效果。

• **按膜材不同分类**  临床使用的透析器按膜材的不同一般可分为三大类。

(1)纤维素膜透析器:纤维素膜透析器膜材壁薄且价格便宜,是较早使用的透析器。纤维素膜表面带有大量的羟基,亲水性比较强、超滤率低,而且生物相容性差,易激活补体引起炎症反应。由于纤维素膜透析器易引起透析相关的不良反应,且对中大分子毒素清除不足,目前临床已很少使用。

(2)改良纤维素膜透析器:改良纤维素膜透析器膜材在原有纤维素膜透析器的基础进行羟基改造,引起的炎症反应减轻、亲水性减弱、超滤率增加,但生物相容性仍待进一步改进。

(3)合成膜透析器:合成膜透析器的膜材能制成不同孔径,满足不同大小的溶质通过,有较强的疏水性、超滤率高、生物相容性好,对炎症介质的激活很小。目前临床大多数使用的透析器均为合成膜。

合成膜可分为聚砜膜、聚醚砜膜、聚甲基丙烯酸甲酯及聚丙烯腈膜。①聚砜膜:膜薄、孔径规整,能有效清除不同大小的尿毒症毒素。热稳定性佳,能耐受蒸汽消毒。②聚醚砜膜:在聚砜膜异丙基的基础上进行了改造,其耐热性、机械耐力、亲水性更佳。③聚甲基丙烯酸甲酯膜:对 $\beta_2$ 微球蛋白及其他中大分子毒素有较强的吸附清除能力,而且生物相容性更好。④聚丙烯腈膜:具有高亲水性、广谱的尿毒症毒素清除特性及良好的生物相容性,此外还能大量吸附低分子蛋白,如吸附肝素能增强其抗凝特性。

• **按膜孔径大小分类**  临床使用的透析器按膜孔径的大小,又可分为低通量、高通量、中截留分子量和高截留分子量等类型。

（1）低通量透析器：膜孔径较小，主要清除小分子毒素，如尿素、肌酐等，大分子物质如白蛋白等不易通过，能较好保留体内的营养物质。

（2）高通量透析器：膜孔径较大，除清除小分子毒素外，还能清除部分中分子毒素、$\beta_2$ 微球蛋白等，可改善患者生活质量、降低并发症发生率。

（3）中截留分子量透析器：膜孔径介于低通和高通之间，能够允许中等大小的分子通过。在清除毒素的同时，能够较好地保留体内的营养物质。

（4）高截留分子量透析器：膜孔径较大，能够允许分子量介于 $\beta_2$ 微球蛋白和白蛋白之间（15～60 kDa）的大分子毒素的清除，目前其疗效在骨髓瘤管型肾病得到有效证明。

## 13. 什么是透析血流量？如何设置？

透析血流量是指每分钟从体内引出至体外循环进行净化的血液量，是影响透析充分性的重要指标，一般要求每分钟血流量应达到患者体重的 4 倍以上。正常体重的成人患者血流量低于 200 mL/min 将影响尿毒症毒素清除，高于 300 mL/min 也不会明显增加其清除率。体重偏小或过大人群可依据透析时间长短和调整血流量，来保证透析的充分性，比如高体重患者治疗时间不变，可提高血流量；常规血流量患者，可延长总透析时间。但是在实际透析过程中，透析血流量的设置还受到很多因素的影响。

• **血管通路相关因素**　①自体动静脉内瘘血流量受内瘘成熟状况影响，部分内瘘存在狭窄、硬化，提高血流量会引起内瘘的血管壁塌陷，同时穿刺针也会造成血管损伤。②中心静脉留置导管血流量取决于导管的管腔大小和管腔通畅情况,使用时间较长的导管可能存在血栓和纤维蛋白鞘,在使用过程中不能满足较高血流量;如果导管置入位置偏浅,易发生中心静脉狭窄,此时提高血流量还可能引起导管贴壁。

出现以上血管通路功能不良情况时,如治疗需要提高血流量,应对血管通路进行相关治疗。因为通过泵控流速提高血流量会出现动脉过度负压,增加血管通路再循环而影响透析充分性。

• **疾病相关因素** ①对于心功能较差的血透患者,提高血流量会增加心脏负荷,增加心肌缺血、心律失常和心源性死亡等风险。②透析过程中血压偏低的患者也不适合高血流量。③诱导透析患者应从较低血流量开始,高血流量会引起血脑屏障两侧的渗透压改变,进而引起脑水肿,患者会出现头晕、头痛、恶心、呕吐、高血压等临床表现。

但如果患者长期因为血管通路、心功能、血压等方面的顾虑,调低血流量,透析充分性将无法得到保证,各种毒素蓄积,患者会出现透析相关并发症,增加凝血风险,并且造成透析资源浪费。综上,血透患者最合适的血流量应为:患者能充分耐受、较少出现不良反应、设置泵控流速不会出现动脉过度负压、不需要延长透析时间即可保证透析充分性的血流速度。

## 14. 什么是置换液?如何补入和设置置换量?

置换液是患者进行血液滤过和血液透析滤过治疗时,用于与人体血液进行物质交换的液体。置换液成分与细胞外液一致,含钾、钠、氯、钙、镁及葡萄糖。

临床根据置换液在体外循环管路补入的部位不同,分为前稀释、后稀释和混合稀释三种方式。①前稀释:置换液在血液透析滤过器之前输入。前稀释可以稀释体外循环血液,降低血液中毒素浓度,滤过器不容易凝血,但会影响毒素清除效果。②后稀释:置换液在血液透析滤过器之后输入。该种方式先清除毒素,清除效率高,但因血液浓缩容易发生滤过器凝血。③混合稀释:置换液同时在血液透析滤过器前、后输入,称为混合稀释置换。

置换液量可根据血流速或体重设定。后稀释置换法需要的置换液补充量一般为 $85\sim90\ mL/(kg \cdot h)$。而前稀释置换法为获得相同的对流剂量,其需要的置换液补充量一般是后稀释法的 2 倍。混合稀释置换法需要的置换液补充量一般是后稀释法的 1.3 倍。简而言之,前置换液量的计算按患者体重的 $40\%\sim50\%$,一般为 $30\sim50\ L$,后稀释置换量为 $15\sim25\ L$。除此之外,为了防止跨膜压的报警,置换量的设定还需要根据血流速进行调节。简单的计算方法就是,前稀释置换时置换液流速是血流速的 $50\%\sim60\%$,后稀释置换时置换液流速是血流速的 $25\%\sim30\%$。

### 听专家说

随着血液透析技术和设备的不断进步,在探索新的透析策略上有了更多的尝试和选择。血液透析、血液滤过、血液透析滤过及血液灌流等技术,可有效清除小分子毒素、中大分子毒素及蛋白结合毒素等,使得患者的透析充分性得到了保证。CRRT 技术不仅能用于急性肾损伤、慢性肾衰竭患者的肾脏替代治疗,还可用于各种危重症的救治。血浆置换、免疫吸附、胆红素吸附、血脂分离等特殊血液净化技术也已扩大至各类疾病领域。而每一种血液透析技术都需要透析液、透析器等各种透析耗材的支持,才能确保治疗安全和有效。随着医学技术的不断发展,未来会有更多新的突破,为患者提供高质量的技术保障。

# 血管通路

血液透析用血管通路是透析治疗过程中的关键环节,直接影响着透析的效果和患者的生存质量。只有建立、使用和维护好血管通路,才能确保血液透析治疗的有序展开。临床可根据患者的疾病状况、年龄、血管条件、个人习惯等因素,选择合适的血管通路。

## 15. 为什么要建立血管通路?

血液透析用血管通路是进行血液透析治疗的基础。良好的血管通路需要达到以下治疗目标。

• **满足治疗需求** 对于常规每周行 3 次血液透析的患者来说,建立一条安全有效的血液透析用血管通路,是确保血液在体外流动通畅、血液透析治疗保持最佳状态的关键所在。它是将患者血液从体内引出,经过净化治疗后回输至患者体内的通道,是连接体外循环治疗的桥梁,也是透析患者"生"的希望。

• **实现长期治疗** 对于规律行血液透析治疗的患者来说,一个持久、稳定的血管通路是实现长期透析治疗的重要组成部分。随着血液透析患者生存周期的延长,通路的问题日益增多,只有严格制订通路计划,根据需求调整通路方式,才能确保患者获得高质量透析品质。

• **保障治疗效率** 良好的血管通路可以确保血液透析的效率和效果。如果血管通路不畅或不稳定,可能会导致血液流量不足,影响透析效果,甚至可能导致治疗中断,增加患者的健康风险。

• **提高生活质量** 一条稳定、有效的血管通路,可避免患者因通路原因多次往返医院就诊,也避免患者血液透析效率低下。规律且高质量地进行血液透析治疗,可有效地控制患者病情,减少不良症状对生活的影响。

## 16. 血管通路主要有哪几种类型?

临床上血管通路主要分为动静脉内瘘和中心静脉导管两大类。动静脉内瘘分为自体动静脉内瘘和移植物动静脉内瘘,中心静脉导管分为带隧道和涤纶套导管(俗称"长期导管")、无隧道和涤纶套导管(俗称"临时导管")两种。

• **动静脉内瘘** 它是一种将动脉和浅表静脉经过手术吻合后形成的血管通路。虽然人体浅表静脉容易穿刺,但血流量仅数十毫升,达不到血液透析要求的血流量。动脉血虽可以满足血流量的要求,

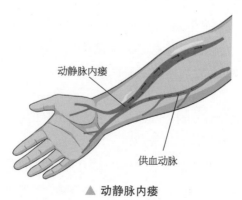

动静脉内瘘

供血动脉

▲ 动静脉内瘘

但位置比较深,不易穿刺。

(1)自体动静脉内瘘:通过外科手术将自身的动脉和静脉进行吻合。术后浅表的静脉经过 8～12 周动脉血的反复冲刷,血流量增加、血管壁增厚、逐渐扩张,满足血透治疗所需血流量的同时,也便于临床穿刺。它是目前临床最常用的永久性血管通路,也是首选血管通路。

(2)移植物动静脉内瘘:临床也称为"人工血管",它是通过外科手术将移植物血管与自身的动脉、静脉进行吻合。当患者自身血管条件差,无法建立自体动静脉内瘘,或者自体动静脉内瘘发生了血栓形成、动脉瘤等并发症,无法修复时,可以选择移植物动静脉内瘘。

● **中心静脉导管**  在患者的中心静脉内置入一根管子,以满足透析所需要的血流量。中心静脉置管后,在体外留两个接头,一端将血液从体内引出来,另一端将净化后的血液回输入体内。

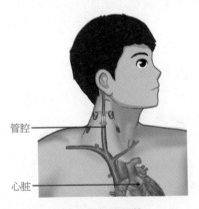

管腔

心脏

▲ **中心静脉导管**

(1)临时导管:适用于紧急情况下行血液透析治疗的患者,如急性肾损伤、慢性肾脏病急诊透析、药物中毒、动静脉内瘘功能丧失等。置管部位可以选择颈内静脉、锁骨下静脉和股静脉,而右侧颈内静脉推荐为首选置管部位。目前临床建议尽量减少临时导管的使用及使用的时间,因其在长期使用过程中,易发生血栓和感染等风险。

（2）长期导管：适用于维持性透析患者，是无法建立动静脉内瘘患者的通路理想选择。长期导管与临时导管的区别在于，长期导管需要建立皮下隧道，并且配有一个"卡夫"，可以起到帮助导管有效固定，同时降低感染的风险。

患者在接受血液透析治疗前，可根据个人的意愿及自身血管条件，和医护人员共同商量选择适合的血管通路类型，以达到最佳的治疗效果。

## 17. 什么时间建立血管通路合适？

每种类型血管通路都有其各自的特点，临床上可以根据患者病情进展，在合适的时间段选择适合的血管通路并予以建立。

• **自体动静脉内瘘**　因术后需要 8～12 周的成熟扩张，如果患者选择血液透析作为肾脏替代治疗方式，且预计半年内进入维持性血液透析治疗时，应提前咨询血管通路医师，并接受相关评估，提前建立自体动静脉内瘘，避免中心静脉置管。

• **移植物动静脉内瘘**　不需要成熟扩张过程，但由于术后会发生"血清肿"，故需要待血清肿消退、可触及血管走行后，方可进行穿刺。随着医用材料的迭代更新，临床出现了"即穿型人工血管"，其硅胶层可防止血清渗出，水肿程度轻，一般术后 24 小时即可进行穿刺。

• **中心静脉导管**　如出现血管条件较差无法建立动静脉内瘘或患者预期寿命较短等情况，可选择中心静脉导管进行透析治疗。因中心静脉导管即插即用，故不需要提前建立。

患者建立血管通路的时间，跟选择血管通路的类型有关。终末期肾病患者需依赖长期透析维持生命，而血管通路是透析治疗行稳致远的基础，对于自身血管这样的消耗型资源应尽量做好保护，建议提前建立动静脉内瘘,尽量避免反复中心静脉置管导致血管损伤。有计划、规范地进行血管通路的设计,可以最大化地利用好自身的血管。

## 18. 自体动静脉内瘘术前、术后如何做好护理?

自体动静脉内瘘术前、术后护理非常重要。良好的术前护理为开展手术提供了机会,科学的术后护理为内瘘早期成熟、顺利使用创造了条件。

• **术前护理**

(1)血管保护:当慢性肾脏病进展至 3 期时,应开始上肢血管保护。注意避免在拟建立动静脉内瘘手臂侧进行血管穿刺或留置套管针,以减少血管损伤。如需要进行必要的静脉穿刺时,可考虑选择手背静脉。

(2)功能锻炼:血管条件较差或浅表静脉细小的患者,术前应加强血管功能锻炼。可进行束臂握球锻炼,即在拟进行内瘘手术的上臂扎止血带或使用对侧手压住拟进行手术的上臂,同时手部进行握拳或捏球运动,每次 1~2 分钟,一天 10 余次,以促进血管扩张。

(3)标识佩戴:可佩戴医学警示手环或动静脉内瘘标识腕带,以便时刻提醒保护拟建立动静脉内瘘手臂侧的血管。

(4)皮肤清洁:保持术侧手臂皮肤清洁,切勿抓伤、碰伤皮肤,以防感染。对于上肢皮肤有病变的情况,应尽早进行相应治疗。

(5)药物管理:术前可考虑暂停抗凝或溶栓药,以避免术中或术后出血。常用抗凝和溶栓药物有肝素、华法林、尿激酶等。

• **术后护理**

(1)术后 24 小时内:抬高内瘘侧肢体 30°,以保持肢体血液循环通畅,防止手指末端肿胀。卧床时可采用软枕垫高,站立或坐姿可使用三角巾固定于胸前。

(2)术后24小时后:进行握拳、松拳、指端活动等,早晚各一次,每次5~10分钟,以促进血液循环,防止血栓发生。

(3)术后2~4天:可做腕部运动,空手握拳运动,每天2~3次,每次15分钟,促进血液循环,防止血栓形成。

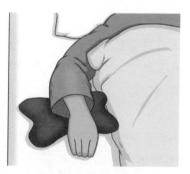

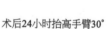
术后24小时抬高手臂30°

握拳使前臂肌肉收缩5秒

打开拳头休息30秒,重复上述步骤5次

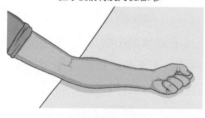

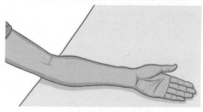

挤压橡皮圈运动

内瘘强化功能锻炼

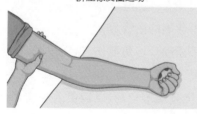

▲ 动静脉内瘘康复运动

（4）术后 4 天：手术部位无渗血的情况下，进行挤压橡皮圈运动，数 4 秒放松，每天 3～4 次，每次 15 分钟。

（5）术后 2 周：伤口拆线后，开始内瘘强化功能锻炼。用健侧手压住内瘘侧上臂至静脉扩张充盈，同时内瘘侧手臂做握拳蜷缩运动，健侧手按压不超过 30 秒，每天 2～3 次，每次 10～15 分钟。

## 19. 哪些部位可以做动静脉内瘘？

临床中动静脉内瘘需满足血流量充足、血管口径适宜、易于穿刺等要求。在建立血管通路时，常遵循以下原则：先非惯用侧手臂、后惯用侧手臂；先前臂、后上臂；先上肢、后下肢。所谓惯用侧手臂，是指日常活动经常使用的手臂，对于做事情习惯用左手的"左撇子"而言，在拟行自体动静脉内瘘手术时，应优先选择右侧手臂血管进行手术。

动静脉内瘘手术部位，具体需根据患者自身血管条件决定。①前臂动静脉内瘘，是将桡动脉与头静脉进行吻合，手术部位在手臂的腕关节上方 2～3 cm 处。桡动脉和头静脉位置表浅，易于手术操作，且血流量充足。此外，前臂的肌肉和皮下组织较少，使得透析时的穿刺和压迫更为方便，这也是目前临床最常用的动静脉内瘘手术部位之一。临床也可选择尺动脉和贵要静脉吻合或桡动脉和贵要静脉转位建立内瘘。②当前臂动静脉内瘘因长期反复穿刺造成血栓形成、闭塞或血管条件无法继续行内瘘手术时，可考虑行上臂动静脉内瘘。上臂动静脉内瘘优先首选肱动脉与肘正中静脉、穿静脉、头静脉吻合，也可与贵要静脉吻合，但由于穿刺困难，此类手术还需同时行一期或二期转位或浅表化手术。由于上臂血管口径较大，老年患者存在皮肤松弛等现象，故压迫止血较困难。③对于上肢血管条件较差者,可选用下肢大隐静脉与足背动脉进行内瘘术,此类情况在临床中较为罕见,如使用,需充分评估患者的血管条件和手术风险。

如果患者自体血管条件较差,可选择人工血管进行动、静脉血管搭桥,首选前臂袢式(U形)吻合以提供尽可能长的穿刺空间,也可行前臂直桥式(J形)吻合或桥接、上臂 AVG(袢式、直桥式)。

## 20. 动静脉内瘘穿刺有哪些方法?

动静脉内瘘穿刺方法主要包括 3 种:绳梯穿刺法、扣眼穿刺法和区域穿刺法。

• **绳梯穿刺法** 是临床最常用的穿刺方法。护理人员根据患者血管走行进行布点,每个穿刺点间隔至少 1 cm,形成一条"绳梯"。每次血液透析治疗时,护理人员可按照布点顺序选择合适的穿刺点,避免重复使用同一个穿刺点。优点:整条血管受用均衡、粗细均匀,避免因固定穿刺点而造成假性动脉瘤和血管狭窄并发症的发生。缺点:每次选择不同穿刺点,疼痛感较明显,如穿刺前局部涂抹麻药,可适当降低疼痛感。绳梯法适用于自体动静脉内瘘和移植物动静脉内瘘。

• **扣眼穿刺法** 是通过专人在血管壁上建立扣眼隧道,使穿刺点周围血管壁形成一种类似"眼窝"的结构,每次透析治疗时固定穿刺同一个位置。每次穿刺前,需在无菌条件下先将穿刺点皮肤表面的结痂去除,再使用钝针穿刺。优点:血管穿刺难度大、血管可用长度不足的患者,推荐采用扣眼穿刺法,此方法可减轻患者的疼痛感。缺点:穿刺技术高、护理过程繁琐,且易导致内瘘感染,同时人工血管禁止采用扣眼穿刺法。

• **区域穿刺法** 是指在相对固定区域内,进行不定点穿刺。临床上,区域穿刺往往会因同一区域穿刺频次过多而造成血管壁受损、血管弹性减弱、局部硬节或瘢痕出现。优点:疼痛感少,患者易接受。缺点:容易形成假性动脉瘤,未使用的血管处则会出现狭窄,影响内瘘使用寿命。临床不推荐采用区域法进行穿刺。

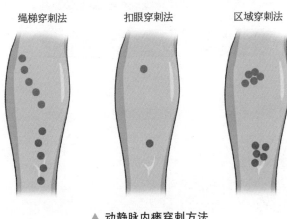

绳梯穿刺法　　　扣眼穿刺法　　　区域穿刺法

▲ **动静脉内瘘穿刺方法**

## 21. 透析结束后如何压迫止血? 发生血肿怎么办?

动静脉内瘘患者在每次透析治疗结束后,穿刺点均需进行压迫止血,但要注意血管穿刺点并非皮肤进针点,压迫不当会造成血肿,影响内瘘的使用寿命。临床上自体动静脉内瘘和移植物动静脉内瘘按压方法不完全相同。

• **常规压迫止血方法**　①使用无菌纱布或敷贴覆盖皮肤进针点。②使用弹力绷带(宽度可覆盖皮肤进针点和血管穿刺点)进行加压包扎,力度以不出血且能触摸到内瘘血管震颤为宜。③加压包扎 15～30 分钟,观察穿刺处不出血后,缓慢松解弹力绷带。

上臂动静脉内瘘肌肉松弛,血管没有支撑点,易出现局部出血及

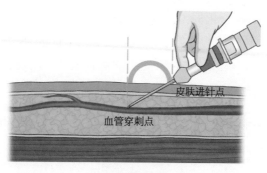

皮肤进针点

血管穿刺点

▲ 血管穿刺

穿刺点周围皮下血肿,可适当延长压迫时间。

移植物动静脉内瘘推荐用健侧手指压迫止血,按压力度和时间同自体动静脉内瘘。严禁采用弹力绷带进行加压止血,以免血管塌陷,手指按压过程中注意间断性解压。

• **血肿处理** 压迫过程中如出现穿刺点周围渗血现象,应立即加大按压的范围及按压力度,至不再渗血为止。其间应密切观察肿胀区域是否进一步扩大,不断调整按压力度。①出血 24 小时内,可用冰块冷敷,以减轻组织渗出、肿胀,冷敷过程中应避免冻伤皮肤。②出血 24 小时后,确定局部无继续渗血迹象,可采取热敷。热敷可改善局部血循环,促进血肿吸收。热敷温度应保持在 50 ℃左右,每次热敷时间不宜超过 15 分钟,每日 2~3 次。热敷过程中避免热敷温度太高或时间过久,引起周围血管过度扩张而加重症状。血肿未完全消退时,可使用远红外理疗仪照射,帮助血肿吸收。

## 22. 患者如何做好动静脉内瘘自我护理?

动静脉内瘘的长期使用,除了患者自身血管条件、护士规范穿刺及治疗期间的随访,也离不开患者及照护者的护理。全方位、全过程的管理,才能为动静脉内瘘的长期使用创造条件。在日常生活中,应谨记内瘘自我护理七个小妙招。

(1) 保持内瘘侧手臂皮肤清洁,每次透析前需清洁手臂,避免抓挠皮肤引起破溃感染。

(2) 避免内瘘侧手臂提重物,不能佩戴过紧饰物,衣袖要宽松。睡觉时不要将内瘘侧手臂垫于枕后,避免侧卧于内瘘侧手臂。

(3) 严禁于内瘘侧手臂进行血压测量、输液、静脉注射和抽血等。

(4) 透析治疗结束当天,不宜淋浴或泡澡,穿刺部位避免接触水,透析 24 小时内禁止去除覆盖在穿刺点处的敷料,以免出血、感染。如内瘘血管出现硬结时,可用多磺酸、粘多糖乳膏(喜疗妥)涂擦、按摩,每天 2 次,每次 15 分钟。

(5) 定时检查内瘘功能,每日 3~4 次。可将对侧示指(食指)和中指指腹轻放于内瘘吻合口处并感觉血管震颤、搏动情况,或倾听内瘘血管杂音。当出现大量脱水、出汗、腹泻、高热、低血压等特殊情况时,应第一时间检查内瘘功能情况,一旦发现震颤音变弱或消失,局部有触痛或疼痛时,应及时就医。

(6) 对于内瘘血管扩张不充盈者,应于非透析日继续坚持内瘘扩张功能锻炼。

(7) 建议日常佩戴护腕带,以避免内瘘侧手臂外伤而导致出血。护腕带松紧应适度,不能过紧压迫导致内瘘闭塞。有静脉瘤样扩张者,应采用弹性绷带加以保护,避免继续扩张及意外破裂。上臂动静脉内瘘患者,建议将内瘘侧衣袖从袖口到腋下安装拉链,既便于冬天保暖,又便于护理。

维持性透析患者在日常生活中,除了做好自我护理,还应按照要求定期到医院进行内瘘功能评估,以早期识别动静脉内瘘功能不良。

## 23. 如何早期识别动静脉内瘘功能不良？

早期识别动静脉内瘘功能不良，对血液透析患者而言具有重要意义，可以有效预防狭窄、血栓、假性动脉瘤、感染等并发症发生。患者应积极配合医护人员，加强对动静脉内瘘功能的观察和监测，具体实施方法如下。

• **视诊** 查看内瘘侧手臂有无红、肿、热、痛，皮肤有无破溃，穿刺处有无渗血、肿胀，手指末梢有无肿胀、缺血。正常情况下，内瘘侧手臂皮肤完好无破损，血管走行均匀、无隆起。若发现内瘘侧肢体肿胀，伴有颜面部、颈部、前胸水肿，胸壁可见表浅静脉曲张，则可能存在中心静脉的狭窄。

• **触诊** 将对侧示指（食指）和中指的指腹轻放于内瘘吻合口处，沿着血管走行感触内瘘震颤情况、血管走向，评估穿刺区域有无硬结、瘢痕、触痛等。正常情况下可触及持续震颤和搏动，血管柔软，轻压可压瘪，松开即回弹。如没有震颤则考虑内瘘闭塞；如搏动增强且局部坚硬，考虑狭窄或闭塞；如震颤变弱，则考虑血流量不足。

• **听诊** 用耳朵或听诊器倾听内瘘吻合口处血管杂音。正常情况下，可听到低沉而连续的杂音，类似"流水音""沙沙声"或"猫喘息声"，吻合口附近频率较高且随着听诊区域远离吻合口，声音逐渐减弱直至消失。

• **辅助试验检查**

（1）搏动增强试验：判断内瘘流入段血管功能。"流入段"是指供血动脉、吻合口及吻合口近心端 2 cm 处的静脉。具体实施方法：如下图所示，对侧手指完全压闭 A 点，评估 B 点搏动是否增强。当 B 点位置血管搏动明显增强，即表示供血动脉端血流量充足、动脉及吻合口没有明显狭窄；如果搏动减弱，则表示流入道血流不足，需及时就医,行进一步影像学检查。

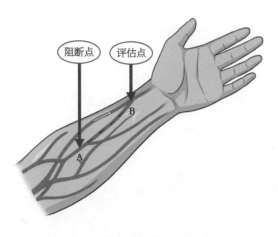

▲ 搏动增强试验

（2）举臂试验：是评估通路流出道情况的最佳方法。具体实施方法如下图所示：患者取卧位,举起内瘘侧手臂与身体约呈 90°夹角,此时注意观察瘘口及流出静脉端血管情况。随着内瘘侧上肢的抬高,内瘘"近心端静脉"塌陷,表示内瘘流出道静脉及中心静脉回流通

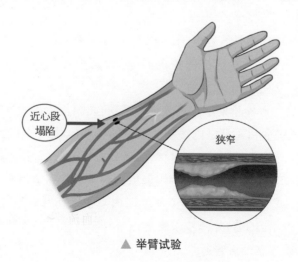

▲ 举臂试验

畅、无狭窄;若随着内瘘侧上肢的抬高,内瘘"近心端静脉"不塌陷,提示内瘘流出道静脉及中心静脉回流不畅、有狭窄的可能,需进行血管超声或血管造影检查,确认通路情况。

## 24. 自体动静脉内瘘常见并发症有哪些? 如何处理?

自体动静脉内瘘在长期使用过程中,或多或少会出现各种问题,比如感染、狭窄、血栓、静脉瘤样扩张、肿胀手综合征和窃血综合征等,我们应早发现、早干预,尽可能保持内瘘处于良好的功能状态。

• **感染** 评估感染的严重程度,同时加强对局部区域的清洁和消毒。轻度感染者,可继续使用内瘘行血液透析治疗,但必须避开感染部位穿刺。严重感染者,应停止使用内瘘,可采用临时导管,同时积极抗感染治疗。严重感染、高张力伴破溃风险的内瘘,需要尽早手术治疗以免引起致命性大出血。

• **狭窄** 当血管管径低于正常管径的 50%,并伴有血流量减少、静脉压升高、血管瘤形成等情况时,可考虑采用经皮血管成形术(PTA)或外科手术解除狭窄。

• **血栓** 血栓早期形成可表现为搏动、震颤及杂音减弱,血液流量不足,这些症状通常是内瘘功能不良的早期信号。对于血容量不足、低血压导致血栓者,应及时扩容、提高血压,来改善血液流动,有可能会恢复内瘘的功能。当内瘘搏动、震颤及杂音完全消失,血液颜色变黑时,可采用尿激酶溶栓(24 小时内)、手术切开取栓或经皮腔内血管成形术(PTA)碎栓技术修复。如内瘘功能已经无法恢复,则需要重新建立新的血管通路。

• **静脉瘤样扩张**　在瘘口、内瘘穿刺部位及狭窄部位远心端的血管均可形成静脉瘤性扩张，这些部位易发生出血、感染、血栓形成等并发症，引起内瘘失功。主要由于动脉血流对血管壁持续冲击、反复穿刺导致血管壁薄弱及流出道狭窄、高流量内瘘增加局部压力所致。不影响内瘘功能的穿刺部位瘤样扩张可不予处理，平时仅采用护腕轻轻压迫血管，予以必要的保护，尽量避免在血管扩张明显部位穿刺。当静脉瘤样扩张持续增大、穿刺位置受限、伴有出血感染、血栓或有破裂的危险时，需立即采取手术处理。

• **肿胀手综合征**　表现为内瘘成形术后一段时间后或内瘘使用过程中出现内瘘侧肢体水肿、疼痛和不适、胸壁静脉曲张等，形成原因为外周回流静脉和中心静脉存在狭窄、闭塞，引起静脉流出道梗阻。当侧支血管无法充分代偿内瘘血流，就会造成肢体远端静脉回流障碍，影响手部静脉的回流，出现肿胀手，此时应行物理检查、影像学检查评价明确病变部位和程度。早期可通过抬高肢体或频繁握拳等方式增加回流、减轻水肿，等待侧支循环建立；如果患肢长期肿胀则需要通过外科手术或 PTA 解除流出道狭窄梗阻；顽固性狭窄可考虑支架植入，严重时必须结扎并重建内瘘。

• **窃血综合征**　又称透析通路相关性肢端缺血综合征（HAIDI），是指动静脉内瘘建立后，局部血流动力学发生变化，内瘘窃取远端肢体血供造成远端肢体出现缺血性改变的一组临床综合征，主要表现有肢体发凉、苍白、麻木、疼痛等症状，严重者可出现坏死。处理方法包括缩窄吻合口或流出道降低血液流量、PTA 纠正动脉狭窄重新建立血管通路或结扎内瘘。

• **高排血量心力衰竭**　动静脉内瘘会增加心脏负担，高流量内瘘合并基础心脏疾病患者可能会导致心力衰竭。当内瘘血流量（Qa）≥1500 mL/min 和（或）内瘘血流量与心排血量（CO）比值 Qa/CO≥20％时，可能会引起高排血量心力衰竭。此时，可采用外科或微创手术缩小瘘口及流出道，必要时采取内瘘结扎及重建术。

## 25. 移植物动静脉内瘘常见并发症有哪些？如何处理？

移植物动静脉内瘘的并发症与自体动静脉内瘘基本相同，最常见的并发症为血清肿、感染、血栓形成、假性动脉瘤。

• **血清肿** 仅见于移植物动静脉内瘘，好发于动脉吻合口，表现为无菌性血清样液体聚集在移植物血管周围，被纤维包膜所包裹。一般无需做特殊处理，可在术后尽量抬高术侧肢体。消退较慢的患者，可采用红外线灯照射，每日 2～3 次，每次 20～30 分钟。血清肿较大、长期不消退者，必要时可行手术治疗。

• **感染** 较自体动静脉内瘘常见，单纯抗感染治疗效果欠佳。浅表皮肤感染者，可采用局部湿敷抗生素治疗；移植物动静脉内瘘周围间隙脓肿者，应切开引流，并进行全身抗生素治疗；出现感染但吻合口完好者，可将感染段切除和引流，使用新的移植物做局部跨越式搭桥，并进行全身抗生素治疗；广泛的隧道感染或吻合部位感染者，需全部切除、隧道切开引流、全身抗生素治疗。出现全身血流感染（败血症）者，必须用强效抗生素治疗。

• **血栓** 临床根据血栓的部位、血栓的大小，选择药物溶栓、球囊导管取栓、手术取栓、手术切除已栓塞的移植物动静脉内瘘并进行内瘘重建等方法。

• **假性动脉瘤** 由于反复穿刺出血，在血管周围形成血肿，与内瘘血管相通，伴有搏动被称为假性动脉瘤，其瘤壁是血肿机化后形成的纤维壁。早期可保守治疗，如避免穿刺，佩戴护腕；当临床症状明显（如疼痛或强搏动感）、不断增大有破裂风险或继发感染时，需手术治疗。

并发症的预防比治疗更为重要，定期检查及规范日常护理，可以有效降低并发症的发生。如果患者遇到上述情况，应及时就医并进行规范处理。

## 26. 中心静脉长期导管常见并发症有哪些？如何处理？

中心静脉长期导管最常见的并发症为导管感染和血流不畅（导管功能不良）。导管使用过程中，除了医护人员的规范操作外，患者也应建立良好的卫生习惯，不可擅自处理导管及他用，以免增加感染和血栓的概率。一旦发现异常，应及时就医处理。

● **导管感染**　根据感染部位，分为出口部位感染、隧道感染和导管相关性血流感染。

（1）出口部位感染：指距离导管出口 2 cm 以内的感染。应加强对导管周围皮肤清洁与消毒，并更换敷料。一般无发热等全身症状，可以采用出口局部消毒、使用抗生素软膏或口服抗生素治疗。

（2）隧道感染：指皮下隧道内距离导管出口 2 cm 以上的感染。在积极抗感染治疗 72 小时后，仍不能控制者建议拔管。隧道感染一般不在原位更换导管，除非确认静脉入口部位无感染，此时可以使用相同的静脉入口点，但必须建立新的隧道，同时使用有效抗生素治疗 1～2 周。隧道感染严重形成脓肿者，必须切开引流。

（3）导管相关性血流感染：指导管腔内或血管内部分感染播散至血液内造成的菌血症或败血症，患者在透析开始后数分钟至 30 分钟左右出现畏寒、寒战、发热等全身症状，发热可高达 40 ℃ 以上。少数患者可能出现延迟发热，即血液透析结束后低热。一旦发生导管相关性血流感染，应立即抽取导管动、静脉腔内和外周静脉血标本进行病原学检查，并立即经导管静脉使用抗生素治疗，初始经验性使用抗生素,后根据病原学结果调整抗感染方案。除全身使用抗生素外,必须同时采用抗生素封管,建议总的疗程至少达到4周。

• **导管血流不畅** 最常见的原因是导管贴壁、血栓形成和(或)纤维蛋白鞘。

(1)导管贴壁:变换体位、生理盐水用力冲洗或调整导管位置,可改善血流量。

(2)血栓形成:可采用药物溶栓法,临床上最常见的溶栓药物是尿激酶。具体实施方法:采用至少5 000 IU/mL的尿激酶,按照管腔刻度推注,在导管内保持25~30分钟;也可以保留10分钟后每隔3~5分钟推注尿激酶溶液,共计40分钟;或采用25万~50万单位的尿激酶经中心静脉导管双腔同时缓慢泵入,持续时间至少6小时,让导管内尿激酶溶液保持高浓度状态,充分溶解构成血栓的纤维蛋白。

(3)纤维蛋白鞘:导管功能不良如果多次溶栓无效,需要手术处理更换新的长期导管。可通过导丝原位更换导管,导管尖端留置于比原导管更深的位置,也可更换部位留置新导管。数字减影血管造影(DSA)下介入手术球囊扩张破坏纤维蛋白鞘后留置新导管长期通畅率更高。

## 27. 中心静脉导管患者如何做好自我护理?

在中心静脉导管使用过程中,要想保持中心静脉导管处于良好的功能状态,除了医护人员的规范操作外,患者的自我护理也非常重要。关于中心静脉导管的自我护理,可以从以下几个方面进行。

• **养成良好卫生习惯** 保持导管周围皮肤干燥、清洁,勤洗手、剪指甲,避免抓挠周围皮肤及敷贴。洗澡时避免浸湿敷料,若浸湿需及时规范更换,避免导管出口部位感染。

· **减少导管感染** 透析治疗进行中心静脉导管护理操作时,应戴口罩,头偏向一侧,避免不必要的交流,减少飞沫传播及病菌种植的机会。改善营养状况,提高免疫力。当导管出口部位出现局部红、肿、热、痛等症状,应立即至医院就诊,以防感染进一步扩散。

· **防止导管压迫** 活动及睡眠时避免压迫及拉扯导管,以免造成血栓、导管移位及血管壁损伤。股静脉留置导管者,建议取半卧位,减少坐位及下床走动。

· **避免导管滑脱** 尽量穿开衫上衣和宽松裤子,以免脱衣服时将中心静脉导管拔出。密切观察体外留置导管的长度,如发现导管长度变长,立即到医院就诊,禁止自行回纳。一旦出现导管不慎滑脱,应立即平卧,用无菌纱布压迫置管部位、止血并及时就诊,同时将滑脱的导管带至医院处置。

## 28. 中心静脉长期导管流量欠佳需行哪些检查?

中心静脉导管患者在血液透析治疗时,如出现血流量欠佳(血流量$<200\ \text{mL/min}$),会导致体外循环透析不顺利、透析不充分。临床上可以通过以下方法来判断导管流量情况。

· **导管通畅性判断** 取用 20 mL 无菌注射器,若在 6 秒内可以快速从导管内抽取 20 mL 血液,即代表血流量可达到 200 mL/min 及以上。

· **X 线检查** 用于初步筛查,能明确导管有无扭曲受压及尖端所在位置是否合适,早期发现导管异位并指导调整导管位置,但无法判断中心静脉有无狭窄和血栓。

• **计算机断层扫描血管造影（CTA）** 能够清晰显示血管的结构、狭窄、闭塞等病变情况。对于中心静脉流量欠佳的患者，可以明确具体部位、狭窄或闭塞的程度，判断患者是否存在中心静脉狭窄、血栓形成等并发症，帮助制订针对性治疗方案，如腔内球囊扩张支架植入术等。

• **数字减影血管造影（DSA）** 通过血透导管或造影导管注射造影剂，可以清晰地显示导管所在血管的形态和血流情况，有助于发现纤维蛋白鞘、血管狭窄、血栓形成等导致流量欠佳的原因，并同期可行腔内治疗。

临床可根据检查结果，采取相应的处理措施，如溶栓治疗、导管冲洗、导管更换、调整导管位置等，同时也需要加强导管的规范护理和日常监测。

## 29. 拔除中心静脉导管时应注意什么？

关于中心静脉导管的拔管，需要掌握好时机和相关注意事项。

• **拔管时机** ①临时导管：置管部位不同，留置时间也存在差异。颈内静脉置管，原则上建议不超过 4 周；股静脉置管，原则上建议不超过 1 周，但对于长期卧床患者来说，可以视情况酌情延长至 2～4 周。②长期导管：出现导管感染，积极抗感染治疗后仍不能控制者，必须拔管或更换。③通路转换：动静脉内瘘成熟启用，且穿刺成功 2～3 次，建议尽早拔除中心静脉导管。

• **拔管注意事项** ①应选择在非透析治疗日拔除导管，透析当日不宜拔管，避免使用抗凝剂后导致置管部位渗血。②拔管时取仰卧位，头偏向一侧。③拔管时，应严格消毒导管外露段，术中充分游离涤纶套及止血，务必将涤纶套完全取出，以防止术后感染。长期留置导管(>5 年)可出现嵌顿,避免过度用力或强行拔出,以免造成导管断裂或血管损伤,应充分松解导管皮下段和血管入口,必要时可在 DSA 下通过导管内球囊扩张使嵌顿导管与周围组织松解即可顺利拔出。④拔管后,覆盖无菌敷贴或无菌纱布,加压按压至少 10～20 分钟,避免局部渗血,待穿刺处无渗血,方可起床活动。⑤拔除导管至手术切口拆线这段时间严禁淋浴,避免局部伤口沾水而导致感染。⑥居家时,应严密观察局部有无出血、肿胀、疼痛等症状,如果有异常情况,应及时就诊。

 听专家说

　　血管通路是血液透析治疗的基础,也是血液透析患者的生命线。血管通路的功能状况,直接决定了血液透析患者的透析效果和生存时间。了解血管通路知识,既可以帮助患者正确选择血管通路的类型、正确掌握血管通路的护理要点,又能更好地进行血管通路的自我护理,有助于避免出现并发症或者能够及时发现一些潜在问题,延长血管通路的使用寿命,为顺利进行血液透析治疗提供支撑。

# 透析抗凝

血液透析抗凝治疗是在综合评估患者出凝血状态的基础上,选择个体化的抗凝方式,通过定期监测、评估和调整剂量,以维持血液在体外循环中的流动状态。适当的抗凝不仅能减少透析器凝血和患者失血,还能保证透析的充分性,是血液透析治疗中至关重要的环节。

## 30. 血液透析为什么要用抗凝剂?

血液透析是一种利用透析设备建立的体外循环治疗,在此过程中发生凝血的主要诱因是触发了机体的凝血机制。

• **启动外源性凝血途径** 血液一旦接触穿刺针、体外循环管路和透析器等,血液中的血小板和中性粒细胞被激活,其释放的微囊和微粒中含有的大量组织因子 TF(也称为凝血因子Ⅲ),它们可激活凝血因子Ⅶ并与Ⅶa结合,激活凝血途径,导致纤维蛋白的形成和血液的凝固。

• **启动内源性凝血途径** 当血液接触带有负电荷的分子表面时,激活凝血因子Ⅻ,启动内源性凝血途径。血浆中可溶性的纤维蛋白原转变为不溶性的纤维蛋白,并交织成网形成血凝块,导致血液凝固,致使透析器或血液回路部分血栓形成,透析器效能下降,直至中断透析。对于处于严重创伤、重度感染及多脏器功能障碍综合征等的危重患者,体内炎症介质大量释放,使内源性凝血系统被快速激活,从而更易发生凝血,影响治疗进程。

为确保血液透析顺利实施,合理选用抗凝方案可防止血液在体外循环时凝固。除上述凝血机制,治疗中还应关注发生凝血的相关因素:①血流量降低。②血细胞比容升高。③超滤设置过高。④透析过程中输注血制品。⑤透析器材的生物相容性较差等。

理想的抗凝应达到:①使用最少剂量的抗凝剂,达到理想的抗凝效果,避免体外循环凝血的同时又不增加出血风险。②预防凝血活化诱发血栓栓塞性疾病。③防止体外循环过程中补体活化所诱发的炎症反应,提高生物相容性。

041

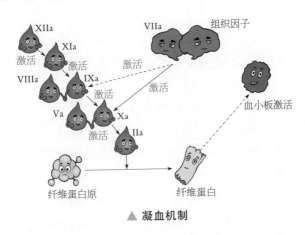

▲ 凝血机制

## 31. 血液透析抗凝有哪些药物?

抗凝治疗有效地保障了体外血液循环的安全性和有效性。血液透析治疗时应根据患者的出凝血状况选择适合的抗凝方式,目前临床上常用的抗凝剂有普通肝素、低分子肝素、枸橼酸钠（RCA）、阿加曲班、萘莫司他等。

• **普通肝素** 一种分子量不等的阴离子硫酸黏多糖混合物，可从牛肺或猪小肠黏膜中提取。优点：抗凝效果好、使用方便、价格便宜、易于监测等；在体内、外都有抗凝血作用；代谢速度较低分子肝素快，可通过鱼精蛋白拮抗剂中和过量肝素。缺点：长期使用可能导致出血、肝素诱发血小板减少症等副作用。

• **低分子肝素** 普通肝素经化学降解、酶解或筛选后获得。每次4小时的透析治疗，通常透析开始一次给药即可提供有效的抗凝作用，对于延时透析分次给药可能效果更好。优点：出血风险低、不良反应少、生物利用度高、肝素诱发血小板减少症风险低。缺点：价格相对较高、不易被鱼精蛋白完全中和、监测抗 $Xa$ 活性并不普及等。

• **枸橼酸钠** 一种局部抗凝方法，钙离子是凝血级联反应中的必需因子，枸橼酸盐通过可逆性螯合体外循环中的钙离子达到抗凝效果。优点：安全、有效，尤其适用于高危出血患者。缺点：治疗中需严格监测体外循环中钙离子浓度、观察患者临床表现，可能还会引起代谢性碱中毒、低钙血症等副作用。目前枸橼酸钠浓度为 $4\%\sim46.7\%$，低浓度的枸橼酸钠溶液需输注较多液体，透析超滤量需要增加。

• **阿加曲班** 一种合成的精氨酸衍生物，凝血酶抑制药，可抑制凝血酶催化的纤维蛋白形成、抗血小板聚集、抑制血凝块形成。优点：起效快、作用时间短、易于监测、出血倾向小、不易致敏等，可适用于活动性出血或有高危出血风险、肝素诱导的血小板减少症等患者。缺点：主要由肝脏代谢，严重肝功能障碍时慎重选用。

• **甲磺酸萘莫司他** 一种广谱丝氨酸蛋白酶抑制剂，主要通过抑制凝血酶的活性等机制发挥抗凝作用。优点：快速起效、易于监测、代谢快，约 $40\%$ 的药物经透析清除，类似局部抗凝的作用减少了患者的出血风险。缺点：广泛在肝脏代谢，需要监测肝功能，同时抑制钾的排泄，长期使用可能出现高钾血症。

## 32. 如何规范使用各种抗凝方式?

在血液透析治疗中,抗凝剂的合理选用是确保透析过程安全有效的关键因素之一。而合理选用需要考虑多个方面,包括患者个体差异、透析方案、抗凝剂种类和特性等。

• **普通肝素抗凝** 通常采用静脉持续注射方式给药,透析治疗前先给予首剂量,治疗开始后持续输注或间歇重复给药。普通肝素半衰期平均为 50 分钟,一般在治疗结束前 30~60 分钟就可以停止给药。治疗过程中,可以通过监测凝血功能来了解抗凝剂量是否合理,通常要求活化凝血时间(ACT)或活化部分凝血活酶时间(APTT)维持在治疗前 1.5~2.5 倍。

• **低分子肝素抗凝** 低分子肝素半衰期为 3~7 小时,刚好能够满足常规透析治疗 4 小时的需求。通常于透析开始前静脉一次性推注,治疗中不需要再追加剂量。如进行长时间透析治疗(7~8 小时)或连续性肾脏替代治疗(CRRT)则需要 4~6 小时给一次追加剂量。

• **枸橼酸钠抗凝** 枸橼酸钠浓度为 4%~46.7%,临床常用 4%枸橼酸钠。①使用无钙透析液/置换液时,枸橼酸钠在滤器前持续注入,同时在静脉端补充氯化钙或葡萄糖酸钙。②采用枸橼酸透析液/置换液或采用含钙透析液/置换液时,需定期监测钙和钠离子浓度、pH、碳酸氢根、乳酸水平,并发症发生风险较高患者可缩短监测时间。③治疗过程中,均应控制体外循环血液中游离钙离子浓度在 0.25~0.35 mmol/L,控制体内血液中游离钙离子浓度在 1.0~1.35 mmol/L,以充分抗凝且不增加出血风险。④在进行单纯血液灌流、单纯血浆吸附或双重血浆置换时,不建议采用枸橼酸钠抗凝。

• **阿加曲班抗凝** 透析前给予首剂量,治疗中以一定的维持剂量持续输注,结束前 20~30 分钟停用。透析过程中维持 APTT 为基线的 1.5～3 倍。尽管出血风险较小，出血仍然是阿加曲班的主要不良反应，并且目前无特异性拮抗剂，只能通过减少剂量或停药来止血。

• **甲磺酸萘莫司他抗凝** 药物半衰期仅 23 分钟，且易被透析清除。使用前需先使用葡萄糖溶解，避免使用生理盐水或含无机盐类的溶液直接溶解，否则会出现浑浊或结晶。将溶解后的甲磺酸萘莫司他溶解液加入预冲液内，进行体外循环装置冲洗。治疗中持续输注甲磺酸萘莫司他，剂量和使用方法需根据具体情况和治疗反应进行调整，通常需要维持 APTT 为基线的 1.5～2.0 倍。

• **无肝素抗凝** 在透析治疗中不使用任何抗凝剂，体外循环凝血风险大，应尽可能避免。①管路预冲：血液透析、血液滤过、血液透析滤过或 CRRT，且无肝素类药物禁忌的患者，实施前可使用肝素生理盐水预冲；存在肝素类药物禁忌的患者仅用生理盐水充分冲洗。②治疗过程：每 30～60 分钟给予 100～200 mL 生理盐水冲洗管路和滤器。

## 33. 长期使用普通肝素抗凝会有副作用吗？

普通肝素在血液透析治疗过程中有着重要的抗凝作用，也是最常用的血液透析抗凝药物之一，但其副作用也不容忽视。在使用过程中，需要根据患者的具体情况和需要进行调整，并密切监测患者的凝血状态和其他相关指标，以确保使用的安全和有效。

• **出血** 是普通肝素最常见的副作用，长期使用可能增加出血风险。对于存在活动性消化性溃疡、脑血管意外、外科手术后、恶性高血压、视网膜血管病变、活动性肺结核伴咯血，以及有其他器官损害性出血风险的疾病或有出血倾向等情况的患者，需谨慎或避免使用。

●**肝素诱导的血小板减少（HIT）** 使用普通肝素的 $0.1\%\sim5\%$ 患者中可能出现 HIT，应密切监测血小板计数和其他相关指标。HIT 在临床中主要存在两种类型：Ⅰ型 HIT 为非免疫原反应，常出现于接触肝素后的 $1\sim2$ 天，血小板数量轻度下降且无血栓及出血，无需停药即可缓解；Ⅱ型 HIT 出现于 $5\sim14$ 天内，大部分表现为血小板显著降低至基线值 $50\%$ 以上，可伴有严重血栓栓塞和急性全身反应。一旦诊断 HIT，立即停用并禁用肝素，包括使用肝素封管，可换用枸橼酸、类肝素、阿加曲班或甲磺酸萘莫司他等。

●**血脂异常** 长期使用普通肝素可引起脂质代谢紊乱，主要是由于肝素能够促使脂蛋白酯酶（LPL）和肝脂肪酶从血管内皮中释放入血，使得体内组织中的 LPL 储备逐渐减少，导致血清脂溶活性降低和乳糜微粒积聚。

●**骨质疏松** 长期使用普通肝素可能发生骨质疏松，或是自发性骨折，主要部位常发生在脊柱和肋骨。普通肝素可降低维生素 D 的活性、增加骨胶原溶解、影响钙磷代谢，合并甲状腺功能亢进的患者，可发生骨质脱钙。

通过合理的抗凝药物使用和管理，确保透析过程顺利的同时，也可最大限度减少副作用。

## 34. 如何避免血液透析治疗过程中发生凝血？

在血液透析治疗过程中，凝血是最常见的并发症之一，可能导致体外循环管路和透析器堵塞，影响透析效果，甚至危及患者生命。血液透析治疗过程中避免凝血至关重要。

●**抗凝方式及剂量** ①抗凝剂选择：对于高凝状态的患者，可适量增加抗凝剂的剂量。而对于出血风险较高的患者,则应选择抗凝效果较弱且安全性较高的抗凝剂。选择无肝素透析抗凝时,治疗前应充分预冲,治疗过程中定期生理盐水冲洗,同时密切观察体外循环治疗过程中的变化,以及体外循环装置凝血情况,及时调整冲洗间隔,必要时进行更换。②剂量设定:治疗中监测活化部分凝血活酶时间(APTT)、活化凝血时间(ACT),调整剂量。

• **血液透析用血管通路** 血管通路存在狭窄或血栓等情况,会导致血流量不佳,应定期进行通路的评估。如内瘘出现狭窄或血栓形成,可行扩张术、取栓术或血管成形术等;如导管流量不佳可行导管内溶栓或更换导管等措施。

• **循环血容量** 因营养不良、脱水、低血压等原因造成的循环容量不足,可输注生理盐水,必要时治疗前输注红细胞悬液或白蛋白补充血容量。

• **感染** 患者如存在感染,可引起凝血功能亢进,应及时抗感染治疗。

• **血液黏稠度** 透析间期体重增长较多者,超滤后血液浓缩易导致血黏度增高。对于此类患者,应注意控制透析间期体重增长,避免短时间内超滤过多。

• **治疗药物** 为纠正肾性贫血,治疗间期会使用铁剂或促红细胞生成素等。如使用不当,可引起血红蛋白过高、血液呈高凝状态。故用药期间,应定期监测血常规和凝血功能,根据血红蛋白水平,及时调整药物和使用剂量。

• **体外循环中输液** 透析过程中输血、白蛋白、脂肪乳等会增加凝血,应尽量避免。必要时将血液制品安排在透析结束前30分钟输注,且需要适当增加抗凝药物剂量。

• **技术操作** 如肝素泵安装不当、预冲不规范导致体外循环装置内混有空气,透析管路扭曲或打折未及时处理,各种原因导致治疗中断、体外循环长时间暂停等。临床医护人员应熟练掌握血液透析的规范操作,治疗前仔细评估、治疗中加强巡视,及时发现问题并处理相关报警。

## 35. 有出血风险者行血液透析治疗时如何抗凝?

血液透析治疗中抗凝治疗的目标,除了保证体外循环凝血的同时,还要尽量降低出血的风险,有出血风险的患者行血液透析治疗时更需要高度重视。出血风险常见于凝血机制异常、患有出血性疾病或正在使用影响凝血功能的药物或抗血小板治疗药物等情况。

• **评估出血风险** ①在治疗前需详细询问既往病史,根据临床表现将患者出血危险度分为极高危(活动性出血)、高危(活动性出血停止或手术、创伤后<3 天)、中危(活动性出血停止或手术、创伤后 3～7 天)及低危(活动性出血停止或手术、创伤后>3 天)。②房颤患者可按 HAS-BLED 评分评估出血风险,评分>3 分为高危。③根据凝血功能相关指标评估潜在出血倾向,完善血常规等检验检查评估血小板计数及功能,有条件还可开展抗凝血酶活性、抗 Xa 因子活性检测。

• **选择合适抗凝方式** ①轻中度出血风险患者:推荐枸橼酸钠,也可选择小剂量肝素、低分子肝素或甲磺酸萘莫司他等。②重度出血风险及活动性出血患者:推荐枸橼酸钠,也可选择甲磺酸萘莫司他等代谢快且易被透析清除的抗凝剂。③肝素诱导的血小板减少症患者:可选择阿加曲班、类肝素、枸橼酸钠和甲磺酸萘莫司他。④肝衰竭患者:枸橼酸钠存在枸橼酸蓄积风险,如使用建议采用枸橼酸清除效率高的透析模式,同时通过降低体外循环血流量减少枸橼酸负荷。可选择甲磺酸萘莫司他等代谢快且易被透析清除的抗凝剂,不建议使用阿加曲班抗凝。⑤如患者存在血小板明显减少、凝血时间显著延长、有出血倾向或已出现活动性出血且其他替代药物使用禁忌时，可考虑无抗凝剂治疗。无抗凝剂治疗易导致透析效率降低、血液损失加重贫血、增加医疗费用等情况，仅用于其他抗凝技术不可及的患者。

对于有出血风险者行血液透析治疗时，不管采用哪种方式抗凝，在治疗过程中，都应密切关注任何出血事件或凝血障碍的迹象。一旦出现出血症状或凝血指标异常，需及时调整治疗方案，以避免出血事件的发生。同时治疗过程中，保持体外透析装置运行流畅、控制透析时间和血流量、维持患者体液的平衡等，这些措施可以帮助降低血液浓缩和凝血的风险，从而减少出血的可能性。

## 36. 枸橼酸钠抗凝时为什么会抽筋？

枸橼酸钠抗凝时导致抽筋常与以下几个方面相关。

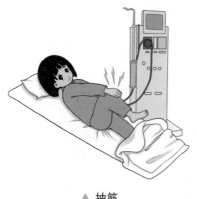

▲ 抽筋

（1）枸橼酸钠通过可逆性螯合体外循环中的钙离子达到抗凝效果。这个过程会导致血液中的游离钙离子浓度一过性降低，而钙离子在神经肌肉传导和骨骼肌的收缩中起着关键的作用。当血液中游离钙离子浓度降低时，神经肌肉的兴奋性增加，导致肌肉抽搐和痉挛。

（2）枸橼酸钠抗凝过程中，若抗凝剂用量过大或滴速过快，可能导致血液稀释，进一步引发低血钙。

（3）慢性肾衰竭患者常有钙代谢异常，初发尿毒症患者低钙血症常见,枸橼酸钠的使用进一步加重低钙血症,且不同患者对枸橼酸钠的耐受性不同,部分患者对枸橼酸钠较为敏感,容易出现抽筋的症状。

为避免枸橼酸钠抗凝时抽筋的发生,治疗时应将体外循环的游离钙离子浓度控制在 0.25~0.35 mmol/L,体内游离钙离子浓度在1.0~1.35 mmol/L。同时,应密切关注患者的临床表现,一旦出现口唇发麻、手足抽搐等不良反应,立即调整血流量、枸橼酸钠剂量和补钙的速度,确保患者的安全和治疗效果。

## 37. 反复凝血或高凝患者如何调整抗凝方案?

在血液透析治疗过程中若反复发生凝血,不仅容易导致血液丢失,影响透析效果,甚至还可危及患者生命。血液高凝状态可称为血栓形成前状态,是多种原因引起的机体凝血系统失调,导致机体血栓形成的结果。治疗期间应及时识别高凝患者,调整抗凝方案,避免血液的丢失。

• **正确识别** 临床上可以通过检测凝血相关指标(如血小板计数和功能)、筛查某些特定的蛋白质(如蛋白 C、蛋白 S)和抗体(如狼疮抗凝物、抗磷脂抗体)等,检查出处于高凝状态的遗传性或获得性易栓症患者。对于有血栓家族史的患者,应考虑进行相关基因突变的筛查,因为某些血栓形成倾向可能与遗传有关。

• **调整方案** ①对于高凝状态的患者,可适量增加抗凝剂的剂量,密切监测凝血指标如活化部分凝血活酶时间(APTT)、活性凝血时间(ACT)等,根据监测结果及时调整剂量。②仍反复出现凝血的患者,可调整抗凝剂的种类。③高凝状态患者在透析间期可使用肝素、低分子肝素抗凝,也可选用口服抗凝药,一类是维生素 K 拮抗剂

（华法林等），另一大类是新型口服抗凝药，如阿哌沙班、利伐沙班等。对于急性冠脉综合征的透析患者，一般建议使用抗血小板药物治疗。

此外，在反复凝血或者高凝患者透析期间，应通过保证透析血流量、合理设置超滤、避免透析过程输液、治疗中加强巡视等方法，尽量避免凝血的发生。

 听专家说

掌握各类型抗凝剂的药理作用、药代动力学，根据患者出凝血情况合理选用抗凝剂，设定抗凝剂剂量，并依据动态监测的凝血指标结果、透析管路及透析器凝血情况及时调整剂量，以保证血液净化顺利实施。各类抗凝剂的使用，导致的短期或长期副作用也值得关注。对于特定患者，抗凝剂选择需要综合评估，有出血风险的患者需先评估，再选择合适的抗凝药物及剂量；对于反复凝血的患者需明确其原因，及时予以纠正，避免再次凝血，影响治疗效果。理想的抗凝治疗是在保证血液净化顺利实施的同时，同步保障血液净化的有效性和安全性。

# 透析充分性

自开展透析技术以来,尿毒症患者的长期生存已成为可能。但要提高维持性血液透析患者的生存质量,必须做到充分透析,才能降低并发症的发病率,减少患者死亡率。而如何判断血液透析充分与否,是近年来研究的热门课题,临床症状和体征并不能完全判断血液透析充分性。为了确保尿毒症患者得到充分的血透治疗和最佳的转归,应该使用精确的透析充分性测定方法定期监测并及时调整血液透析剂量。

## 38. 什么是透析充分性?

透析充分性是指在血液透析治疗过程中,通过透析有效地清除体内代谢产物和水分,从而达到维持体液平衡和排除有害物质的目标。透析充分性是判断透析治疗效果的重要指标之一,它的好坏可以通过血液透析前后的生化指标、体征以及患者的主观感受来评估。

最理想透析是指透析相关并发症的发病率和死亡率降至最低水平所需给予的透析量,也就是患者通过透析治疗以达到并维持较好的临床状态,包括血压和容量状态、营养、心功能、贫血、食欲、体力、电解质和酸碱平衡、生活质量等。评估血液透析充分性主要包括两个方面:清除充分性和超滤充分性。

• **清除充分性**　是指透析过程中对体内代谢产物和毒素的清除效果。常用的评估指标包括尿素清除指数(Kt/V)和尿素下降率(URR)。①Kt/V是通过计算透析过程中对尿素的清除量和患者的体积来评估清除充分性,一般认为 Kt/V 值≥1.4 时表示清除充分。②URR 则是通过测量透析前后尿素的浓度差异来评估清除充分性,一般认为 URR≥70% 表示清除充分。

• **超滤充分性**　是指透析过程中对体内多余水分的清除效果。常用的评估指标是超滤率,即透析过程中每小时超滤液的流速。一般认为超滤率应该小于每小时 13 mL/kg 体重。

## 39. 影响透析充分性的因素有哪些?

影响透析充分性的因素有很多,主要包括以下几个方面。

• **透析时间和频率**　透析时间过短或透析频率不足会导致清除充分性不佳。常规每周透析 3 次,每次透析的时间建议不低于 4 小时。如常规透析仍不能达到理想的容量和溶质清除,应增加透析时间和频率,包括日间或夜间长时透析或每日短时透析。对于残余肾功能较好,毒素水平较低的新进入透析患者,可在严密监测充分性前提下,采用渐增式血液透析方案,比如每周两次透析。

• **透析膜**　不同的透析膜对于不同分子大小的代谢产物和清除毒素的效果不同,选择适合的透析膜可以提高清除充分性。生物相容性好的透析器可以减少患者潜在的不良反应。对于合并糖尿病、低白蛋白血症或长透析龄的患者可以考虑选择高通透析膜。

• **血流量及透析液流量**　血流量是决定透析清除效果的重要因素之一。血流量不足将影响其充分性,一般要求每分钟血流量至少达到体重(千克数)的 4 倍。此外,透析液流量也会影响透析充分性,一般常规设置为 500 mL/min。

• **残余肾功能**(residual renal function, RRF)　残余肾功能的存在会影响透析的清除效果,患者的残余肾功能越好,透析的充分性往往越好。几乎所有尿毒症患者,开始透析时都存在一定的残余肾功能。在腹膜透析患者中发现残余肾功能对提高患者生存期和生活质量有重要意义,并且腹膜透析可以较好地保护残余肾功能。传统观念认为尿毒症患者在接受血液透析治疗后残余肾功能会很快丧失,但近年来研究发现残余肾功能对于血液透析患者同样具有重要意义,通过合理的预防和干预可保护残余肾功能,下降速率与腹膜透析相当。

• **容量管理**　血液透析患者每两次血液透析期间增加的体重即为下次透析的超滤量。由于残余肾功能的丢失,若容量管理不严格,会导致透析单位时间内超滤量过大。血液透析过程中过多的超滤容易导致透析低血压、痉挛等不适反应。严重者会加重心肌供血的不足,导致心肌顿抑,甚至出现心源性猝死。此外,超滤量过大也会影响透析清除效果。因此,合理管理患者的体液状态对透析充分性至关重要。

• **其他**　包括患者营养状态、血压管理、贫血的纠正、心功能状态、钙磷代谢及骨病的控制、治疗依从性、透析时机等因素都会影响透析的充分性。

## 40. 什么是残余肾功能?

残余肾功能(RRF)是肾脏组织受损后健存肾单位的残留功能,包括清除体内毒素、调节水电解质酸碱平衡紊乱及内分泌功能。

大部分尿毒症患者在进入血液透析之前尚存在部分残余肾功能。与透析治疗相比,残余肾功能清除毒素和水分具有连续性的特点,即使在较低的水平也可起到液体平衡和清除尿毒症毒素、保护机体的作用,尤其对中大分子物质如 $\beta_2$-微球蛋白有一定的清除力。残余肾功能对于血液透析患者来说非常重要,其可以降低透析的清除负担,减少透析的次数和时间,改善患者的生活质量。此外,残余肾功能还能够保证部分内分泌功能,能改善患者的营养、炎症指标及钙磷代谢,减少肾性骨病的发生,从而降低病死率。拥有残余肾功能的患者生活质量更高,生存时间更长。对于拥有残余肾功能的血液透析患者,需要定期监测残余肾功能的变化,通过合理的预防和干预保护残余肾功能。对残余肾功能的损害因素和保护措施,详见下表。

**残余肾功能的损害因素和保护措施**

| 损害因素 | 保护措施 |
| --- | --- |
| • 静脉和动脉注射造影剂<br>• 氨基糖苷类抗生素<br>• 非甾体类消炎药,包括 COX-2 抑制剂<br>• 细胞外容量减少<br>• 泌尿系梗阻<br>• 高钙血症<br>• 未控制好的严重高血压<br>• 肾移植免疫抑制药物停用 | • 避免肾毒性药物(氨基糖苷类抗生素、非甾体类消炎药、COX-2 抑制剂、造影剂)<br>• 避免透析治疗中过度超滤和低血压<br>• 使用生物相容性好的透析器<br>• 使用碳酸氢盐透析液<br>• 积极治疗严重高血压<br>• 应用 ACEI 和 ARB<br>• 超纯水透析 |

## 41. 如何合理安排血液透析的次数和时间?

合理安排血液透析的次数和时间对提高透析的质量至关重要,涉及以下几个方面。

• **病情和症状** 实际工作中,需要根据患者的病情和症状来确定透析的次数和时间。急性肾损伤肾功能及尿量逐渐恢复的患者,可根据病情需要逐渐减少透析次数和时间,以期最终脱离透析。而长

期透析、尿毒症残肾功能不足患者,通常情况下,常规每周应安排 3
次血液透析,每次透析时间为 4 小时。但如急性和严重容量负荷增
加(如心功能不全)患者,可能需要更为频繁的透析或更长的透析时
间,来控制症状和体液平衡。如常规透析仍不能达到理想的溶质和
容量清除水平时,应增加透析时间和频率,包括日间或夜间长时透
析、每日短时透析等。

• **残余肾功能状况**　根据患者的肾功能状况来确定透析的次数
和时间,即残余肾功能多的患者可以减少透析次数和时间。如果患
者拥有较多残余肾功能,可通过渐增式血液透析,即每周应至少 2 次
透析治疗,而不是常规方案每周 3 次。根据残余肾功能的降低和透
析间期水分增加量,逐渐增加透析频率和时间,这样可使患者以更低
的医疗费用,更长的血管通路使用时间,达到更好的生活质量。与尿
毒症患者开始血液透析治疗即每周 3 次相比,渐增式透析治疗,残余
肾功能下降速度较慢。

• **个人需求和生活方式**　如果患者有工作或家庭等其他重要的事
务需要安排,透析的次数和时间,尽量与个人需求进行适当的协调。

• **透析设备和资源的可用性**　透析设备和资源的可用性也会影
响透析的次数和时间。在一些资源匮乏的地区,可能无法提供足够
的透析机器和医护人员,因此需要根据可用资源来合理安排透析。

综合考虑上述因素,患者和医护人员应共同制订合理的透析计
划,以确保患者透析的充分性和适应性。

## 42. 如何设置血液透析超滤量?

血液透析治疗中超滤量(俗称"拉水量")的设置需要注意患者容
量状态和血压变化,避免过度超滤后引起低血压及相关并发症,也需要

防止超滤不足增加高血压以及水肿、心衰的发生风险。临床会根据病情、食欲和营养状态等改变,定期(一般每3个月)重新评估干体重。

对于残余肾功能较好的患者,拉水量的设置可以结合临床症状、体重变化和血压监测来调整。需要注意避免透析治疗中过度超滤和低血压影响残余肾功能。

对于残余肾功能几乎丧失的患者,超滤量的设置则需要更加谨慎。可以根据患者的体重、血压、血液透析的频率和时间来确定超滤量。一般来说,透析间期体重增长不超过自身体重的3%~5%。如果超滤率大于每小时13 mL/kg体重,建议严格控制体重增加或延长每周透析时间。

总之,合理设置血液透析的脱水量,对于维持患者的液体平衡和透析充分性至关重要。需要根据患者的具体情况进行个体化调整。定期监测体重变化和水分状态,并与医护人员密切合作,共同管理透析治疗。

## 43. 什么是干体重? 如何评估?

干体重是指在正常体液状态下,去除体内多余水分后的体重。评估干体重的目的是确定血液透析患者体内的水分状态,以指导透析方案设定和水分管理。干体重的评估方法主要包括临床评估和实验室评估。

• **临床评估**　如果患者透析中发生出汗、腹痛、肌肉痉挛、视物模糊、反复打呵欠、低血压,透析后出现乏力、口渴、皮肤干燥、眼眶凹陷、耳鸣等,常提示干体重设定过低,而皮肤水肿、高血压、心衰症状、进食逐渐减少、晨起饱腹现象等,常常提示干体重设定过高。

• **实验室评估**　透析患者液体负荷对心脏负荷、血管变化等影响较为显著。临床常常选择胸片、B型钠尿肽(BNP)、红细胞压积、腔静脉直径、生物电阻抗等指标进行评估。

(1) 胸片检查:是临床中非常有用的评估干体重方法,由此可以了解患者心胸比(正常<0.5)和肺瘀血情况,其缺陷则是不能够实时监测透析中体液的变化和决定透析超滤量。

(2) B型钠尿肽(BNP):血浆BNP是心室超负荷时最敏感和具特异性的指标之一,从理论上讲可以反映患者干体重的情况。尿毒症患者血液透析后血浆BNP下降,并与患者体重的下降显著相关。然而透析患者常常合并尿毒症心肌病变、冠心病、瓣膜病变心脏疾病,而这些病变同样会表现为心室负荷加重、BNP升高。

(3) 红细胞压积:透析中血液的红细胞压积变化与血容量变化成反比。因此通过监测透析时血液中的红细胞压积可以了解血容量情况,从而判断干体重。

(4) 超声评估腔静脉直径:下腔静脉直径能很好地反映右心房压力和中心静脉压,从而判断血容量的变化。通过超声测量下腔静脉直径,计算下腔静脉直径和体表面积比,>11.5 mm/m$^2$ 提示容量负荷过多,<8 mm/m$^2$ 提示容量负荷不足。

(5) 生物电阻抗:是一种快速有效的干体重评估方法,利用人体电导计算总体液量和细胞外液量,对比透析前后指标,评估细胞外液量是否达到干体重。

根据评估结果,医护人员可以制定合适的脱水量,调整透析液流速和超滤量,以达到患者的干体重和液体平衡。

## 44. 如何测定透析充分性?

测定透析充分性是一个综合性的过程,涉及多个方面的评估,具体如下：

• **一般情况评估** 观察患者的体重变化、食欲、体力恢复情况等。患者在透析间期无明显不适感、食欲好转、体力恢复，且能从事家务劳动或轻体力运动，这些都是透析充分性的重要临床表现。

• **血液标本检测** 在单次透析治疗前、后2个时间段采集血标本，测定血尿素氮（BUN），通过计算公式得出 $Kt/V$ 和 URR 值。血标本采集不规范可影响 $Kt/V$ 值的估算。为了确保透析充分性血标采集的准确性和可靠性，需在同一次治疗前后抽取血标本并及时送检、同批测定。采集方法如下：

（1）透析治疗前：动静脉内瘘作为血管通路者，可在静脉穿刺后立即通过内瘘针采集血标本，注意内瘘针不要预冲。中心静脉导管作为血管通路者，抽取血标本时应先用无菌注射器将动、静脉端的肝素封管液和血凝块全部抽出并弃除，再更换新的无菌注射器采集血标本。

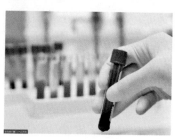

▲ 血标本

（2）透析治疗后：临床上有两种方法。第一种方法：首先设定超滤速度为 0，然后减慢血流速度至 50 mL/min，维持 10 秒，停止血泵，于 20 秒内从动脉端抽取血标本；或首先设定超滤速度为 0，然后减慢血流速度至 100 mL/min，15～30 秒后从动脉端抽取血标本。第二种方法：首先设定超滤速度为 0，然后将透析液设置为旁路，血流仍以正常速度运转 3～5 分钟后，从血路管任何部位抽取血标本。

定期进行充分性评估，可以为临床的精准治疗提供可靠依据。血液透析充分性评估频率至少每 3 个月一次。出现下列情况，应增加评估频次：①患者对血液透析治疗顺应性差（迟到、早退或不来透析）。②透析过程中频繁出现血流量不足、低血压或心绞痛发作提前中断透析,而原血液透析剂量未改变的情况。③透析方案未变时,尿素动力学模型的结果出现较大变化。④调整了原有的血液透析方案。

## 45. 透析不充分该怎么办?

如果患者血液透析不充分,可以从下列方面进行调整:

• **增加透析时间或频率** 如果透析时间过短或透析频率不足,可以考虑增加透析时间或透析次数,以提高透析的清除率,更好地控制血压、降低血磷水平、改善营养,提高患者的生存质量。

• **选择合适的透析膜** 不同的透析膜,对不同分子大小的代谢产物和毒素的清除效果不同,可根据需要更换透析膜来提高清除效果。体型较大的透析患者,可以选择透析膜面积较大的透析器。

• **调整血流量和透析液流量** 血流量和透析液流量增加,可以提高透析的清除效果。研究表明,血流量从 200 mL/min 升至 300 mL/min,可增加溶质清除率达 15% 以上。高通量透析时将透析液流量从常规 500 mL/min 增加至 800 mL/min,清除率可增加 10%。

• **加强容量管理** 合理管理患者的体液状态,避免机体容量负荷过重,可以提高透析的清除效果。具体方法如下:①限制水钠摄入:每日钠盐摄入量应限制在 ≤5.0 g。无尿患者每日摄入钠盐 5.0 g 带来的透析间期体重增加量为 1.5 kg,可通过常规每周 3 次透析清除,高血压透析患者应更加严格限制钠盐的摄入,可限制在 2.5~3.8 g。严格限制钠盐可降低细胞外液渗透压和口渴感,水摄入也会随之减少。②优化超滤、定期评估干体重:除了急性和严重容量负荷增加(如心功能不全)外,都应选择缓慢平稳的超滤以减少血容量,增加耐受性,逐步达到正常容量状态和血压水平。③使用利尿剂:当透析患者有残余肾功能且每日尿量超过 100 mL,可使用袢利尿剂如呋塞米(速尿)、托拉塞米来促进水钠排泄,使用时应注意利尿剂的耳毒性。④调整透析处方:如传统每周 3 次,每次 4 小时透析超滤仍不能达到理想的容量和血压水平,应增加透析时间和频率,改为延长每次透析时间、每日短时透析、夜间长时透析,这些治疗都可以很好地控制血压。根据患者透析前血钠水平个体化下调透析液钠离子浓度可降低血压,减少透析间期体重增加。

• **其他因素**　包括透析时机、患者依从性及透析质量等,可采取下列措施:①适时透析。②提高患者依从性。③严格控制透析质量。④对特殊人群实行个体化透析治疗。

 听专家说

　　尿毒症患者血液透析充分与否,对提高维持性血液透析患者的生存和生活质量起着重要作用。充分血液透析可以提高患者长期生存率、降低透析相关并发症的发病率和死亡率、改善生活质量。影响血液透析充分性的因素很多,如透析时间、透析频率、透析膜的类型、患者容量状态、残余肾功能水平和透析过程中各种参数的设定等。维持血液透析患者的透析充分性,必须重视血液透析充分性的评价,完善评估方法,定期评估,及时调整透析不充分的可能因素,不断提高血液透析质量,从而实现血液透析患者的最佳预后。

# 化验检查

当肾脏功能开始出现受损到逐渐进展至尿毒症阶段，机体会出现不同的病理生理改变。定期做一些必要的化验检查，既可以了解疾病变化，同时也可以帮助医护人员及时做出判断，调整治疗方案。

## 46. 进行血液透析治疗前，需要做哪些检查？

一旦肾脏疾病进展至尿毒症时期，在还没有开始透析前（即"围透析期"中的透析前阶段），此时由于绝大部分肾脏功能已经丢失，人体会陆陆续续出现多种慢性肾脏病相关的并发症，如贫血、血钾血磷升高、血钙降低、酸中毒等，严重时可以累及全身多个器官。进行化验检查，可以及时地发现异常指标的变化，并掌握血液透析治疗的最佳时机。

• **血常规检查**　可以明确贫血的程度、类型、有无合并感染及可能感染的类型、通过血小板的数量初步判断凝血功能是否正常等情况。肾性贫血是尿毒症最常见的并发症之一。评估患者是否伴有肾性贫血及贫血程度，除了日常生活查看眼睑、指甲颜色，还需要定期进行血常规化验。透析前阶段血常规检查建议至少每 1 个月一次，血红蛋白较为稳定的患者至少每 3 个月一次。

• **铁代谢相关指标和叶酸** 铁代谢相关指标主要包括血清铁、转铁蛋白饱和度、铁蛋白。铁和叶酸是参与机体造血的必要原料,应定期化验,检测频次建议同血常规。

• **肝肾功能** 可以评估肝脏及肾脏功能,计算肾小球滤过率,为何时开始透析治疗提供重要依据,建议至少每 1～3 个月检查一次。

• **电解质** 可以了解体内矿物质元素的情况,判断机体有无电解质紊乱,如高钾血症、低钙血症等,还可以通过监测电解质中二氧化碳的水平和评估酸中毒的状态,建议至少每 1～3 个月检查一次。

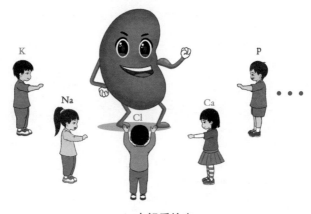

▲ **电解质检查**

• **血脂** 血脂异常是心血管疾病的重要危险因素,肾病患者常常伴有较高的心血管疾病发病率,同样需要定期监测,建议至少每 1～3 个月检查一次。

• **血糖及糖化血红蛋白** 对于合并糖尿病的慢性肾脏病患者,血糖及糖化血红蛋白是判断血糖控制是否达标和稳定,评估降糖治疗效果的必须指标。需要定期检查,建议至少每 1～3 个月检查一次。

• **凝血功能** 是直接判断机体凝血状态的重要指标。如果慢性肾脏病患者合并有冠状动脉粥样硬化性心脏病、脑梗死、深静脉血栓等在接受抗血小板或抗凝治疗,需定期进行此项目的检查,以评估抗凝、抗血小板治疗的有效性和安全性,建议至少每 1～3 个月检查一次。

● **甲状旁腺素(PTH)**　是甲状旁腺分泌、主要负责调节机体钙磷代谢和平衡的一种激素,也是评估继发性甲状旁腺功能亢进(SHPT)的重要指标。需密切监测和及时干预,建议至少每 3 个月检查一次。

● **传染病相关检验**　主要包括乙型肝炎病毒(HBV)、丙型肝炎病毒(HCV)、梅毒螺旋体及人类免疫缺陷病毒(HIV)标志物等。在开始血液透析治疗前需要完善,以确定血液透析治疗的分区(阴性区或阳性区)。有乙型肝炎、丙型肝炎感染史患者应加做病毒核酸定量检测,根据结果决定是否需要提前启动抗病毒治疗。梅毒感染依据抗体滴度和病史,判断急、慢性感染情况,以决定是否需要驱梅治疗。艾滋病、结核等特殊感染人群需至指定医疗机构接受评估和透析规划。

以上实验室检查内容及项目的检测频率为常规推荐,如有病情变化,应及时与专科医师联系或至医院就诊,并根据实际情况进行调整。除了抽血化验以外,透析前期患者还应定期完善心电图、胸片/胸部 CT,以及心脏、血管、腹部和泌尿系超声等检查项目。相关检查建议每 6 个月一次,可通过全面评估疾病情况,了解有无相关并发症,可及时有效干预。

## 47. 血液透析治疗后需要定期进行哪些检查?

当慢性肾脏病进展至尿毒症阶段时,需要及时启动并定期进行透析治疗。但是由于血液透析治疗只是尽可能地去接近生理状态,不能完全替代正常肾脏功能,因此仍需要定期进行相关的实验室检查,以评估透析患者的机体状态和相关并发症的发生与进展,从而进行干预治疗。对血液透析患者而言,血清学检查项目和非透析时大致相同,结合不同检验指标的特点,检测周期和频率稍有不同。

• **血常规**  通常要求每月检测一次,主要用以评估贫血程度。在合并感染的情况下,还可以判断感染类型。

• **肝肾功能及透后肾功能**  在开始透析的前 3 个月,即"围透析期"的初始透析阶段,应每个月检查一次,进入到稳定的维持性血液透析后可每 3 个月检查一次,以评估尿素清除指数($Kt/V$)或尿素下降率(URR)是否达标。对于透析效果还不稳定的患者,建议每个月检测一次。

• **电解质、血脂、全段甲状旁腺素(iPTH)、$\beta_2$ 微球蛋白、血清铁、铁蛋白和转铁蛋白饱和度**  建议至少每 3 个月检测一次。

• **血糖及糖化血红蛋白**  合并糖尿病患者,应每 1~3 个月检测一次。

• **传染病相关检验**  对血液透析患者,定期进行传染病检验也是必须完成的,主要包括乙型病毒性肝炎、丙型病毒性肝炎、梅毒及艾滋病。刚进入或新转入透析患者应在启动透析前完成检测,透析治疗 3 个月时复检。长期稳定维持性血液透析患者每 6 个月检测一次,如果出现阴性转阳或阳性转阴的情况,应立即复核,并增加检测频率,必要时调整透析区域。

• **其他检查**  心脏彩超、胸片(胸部 CT)、心电图等检查应每 6 个月完成一次。

以上指标是对于起始透析或维持性稳定透析患者的检测频率的要求与建议,如果出现急性并发症或合并症的情况,例如:脑卒中(中风)、突发急性心脏疾病、血钾异常升高等,需及时就医进行相关更有针对性的检验检查。

**血液透析患者需定期进行的检查**

| 项目 | 频率 |
|---|---|
| 血常规 | 每个月一次 |
| 肝肾功能、透后肾功能 | 起始透析应每个月检查一次,稳定患者可每 3 个月检查一次 |
| 尿素清除指数($Kt/V$)或尿素下降率(URR) | 对于透析效果还不稳定的患者,建议每月评估一次,对于已经实现稳定透析的患者,建议至少每 3 个月评估一次 |
| 电解质、血脂、全段甲状旁腺素(iPTH)、$\beta_2$ 微球蛋白、血清铁、铁蛋白和转铁蛋白饱和度 | 每 3 个月检测一次 |
| 血糖及糖化血红蛋白 | 每 1~3 个月检测一次 |
| 乙肝、丙肝、梅毒、HIV | 首次透析治疗时,第 3 个月,第 6 个月,以后应每 6 个月检查一次(如果出现阴性转阳或阳性转阴的情况,应及时复核,并增加检测频率,必要时调整透析区域) |
| 心脏彩超、胸片、心电图 | 每 6 个月完成一次 |

## 48. 为什么需要定期进行甲状旁腺激素和电解质功能检查?

　　慢性肾脏病-矿物质和骨代谢异常,简称肾性骨病,是终末期肾病患者最常见的并发症之一。肾性骨病是一种系统性综合征,包括钙、磷电解质紊乱、甲状旁腺激素(iPTH)升高、骨代谢异常以及心血管和组织钙化等。肾性骨病不仅可以出现继发性甲状旁腺功能亢进(SHPT)、骨质疏松症,还可导致左心室肥厚、动脉钙化、高血压、免疫功能紊乱、加重炎症以及缺铁性贫血等。临床症状包括皮肤瘙痒、抽搐、手脚发麻、骨痛、关节痛、肌无力、皮肤疼痛性坏死及溃烂，以及血管钙化引起的心绞痛、心肌梗死等，是直接影响患者生存质量的重要并发症。常见的实验室指标异常包括血钙异常（降低或升高）、血磷升高、甲状旁腺素水平异常（升高或降低）及维生素 D 水平降低等。

• 血磷　研究发现，血磷升高是肾性骨病最关键的始动因素。以往推荐血磷目标值范围是≤1.78 mmol/L，但是随着对高磷血症及肾性骨病认识的不断深入，目前国内外肾性骨病临床诊治指南将血磷的目标范围上限设定为 1.45 mmol/L，不再放宽至 1.78 mmol/L。

• 甲状旁腺激素（iPTH）　目标值范围目前建议是正常值（15～65 pg/mL）上限的 2～9 倍，但有研究显示，更严格的 iPTH 控制目标可更好地改善患者的预后和生存质量。临床实际工作中，建议血液透析患者 iPTH 的目标值范围是 150～300 pg/mL。

• 血钙　目标范围建议控制在 2.1～2.5 mmol/L，当出现低钙血症时，可通过口服补钙、透析液补钙以及静脉补钙等方法。由于血液透析患者活性维生素 D 和含钙磷结合剂使用率较高，通常情况下无需额外补充钙剂，甚至部分患者会出现高钙血症、血管钙化等情况，因而临床中不应盲目补钙，应结合检验结果，在专科医师指导下进行血钙的调整。

血液透析患者定期进行甲状旁腺素以及电解质检查、评估肾性骨病的进展，达到及早干预，改善预后，提高生活质量的目的。

## 49. 如何进行贫血的评估和检查？

肾脏是生成和分泌促红细胞生成素（EPO）的主要器官。肾性贫血是指由于各类肾脏疾病造成 EPO 相对或者绝对不足导致的贫血，以及尿毒症患者血浆中的一些毒性物质通过干扰红细胞的生成和代谢而导致的贫血,也是尿毒症患者最常见的并发症之一。

依据 WHO 推荐,海平面水平地区,年龄≥15 岁,男性血红蛋白<130 g/L,成年非妊娠女性血红蛋白<120 g/L,妊娠女性<110 g/L,可诊断为贫血。血液透析患者推荐的血红蛋白目标范围是 110～130 g/L。常见的临床症状和体征包括皮肤及黏膜苍白、乏力、纳差、呼吸困难、头晕、畏寒、睡眠障碍等。严重贫血时可以出现心悸、体力下降以及左心室肥厚。

血液透析患者需定期进行实验室检查,对患者的贫血情况进行评估。血红蛋白在达标范围内的透析患者,建议至少 3 个月检测一次血红蛋白。有贫血的患者建议调整治疗方案期间至少 1 个月检测一次血红蛋白。正在使用红细胞生成刺激剂(ESAs)和低氧诱导因子脯氨酰羟化酶抑制剂(HIF-PHI)治疗贫血的血液透析患者,建议至少 1 个月检测一次血红蛋白。除血常规外,还应定期检测网织红细胞、C 反应蛋白(CRP)、血清铁蛋白(SF)、转铁蛋白饱和度(TSAT)、血清叶酸、维生素 $B_{12}$、粪便隐血等。对于难治性贫血应进一步检查 iPTH、肿瘤标志物、M 蛋白,必要时行骨穿检查,以评估肾性贫血之外的贫血原因及加重因素。

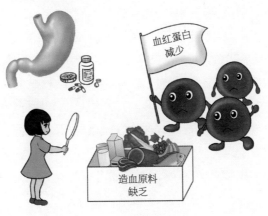

▲ 贫血评估

## 50. 为什么需要定期进行心脑血管功能检查?

心脑血管疾病是全身性血管病变或系统性血管病变在心脏和脑部的表现。大量临床研究和数据显示,慢性肾脏病(CKD)患者心脑血管事件的发生率随肾小球滤过率不断下降而逐渐升高,同时心脑血管疾病相关的死亡风险也显著增加。尤其在血液透析患者中,由于长期反复的体外血液循环治疗、慢性炎症、高凝(抗凝状态)、氧化应激、尿毒症毒素等因素,加之通常伴有高血压(低血压)、糖尿病、血脂异常、心房颤动、贫血、颈动脉斑块等合并症或并发症,导致心脑血管疾病的发病率和死亡率均显著高于普通人群,因此需定期进行相关检验检查,以评估心、脑血管等重要脏器功能,并及时给予干预。

心血管疾病的评价手段和指标主要包括:血脂、C反应蛋白、同型半胱氨酸、脑钠肽(BNP)、肌钙蛋白(cTnT、cTnI)、心电图、超声心动图、运动或药物负荷超声心动图、血管超声、核素成像试验以及血管造影术等。

脑血管疾病的危险因素主要包括:传统危险因素和非传统危险因素,前者包括颈动脉狭窄、脑血管畸形、血脂紊乱、高血压、糖尿病、遗传因素、性别及肥胖等,后者包括透析时间、氧化应激、贫血、慢性炎症、高同型半胱氨酸血症、营养不良、钙磷沉积异常等。其评价手段和指标主要包括:血脂、血糖、血压、头颅CT、核磁共振(MRI)、经颅多普勒超声检查(TCD)、脑动脉CT成像(CTA)及神经系统检查等。

对于血液透析患者,都应定期进行心脑血管功能检查,评估心脑血管疾病的发生风险,提早干预和治疗相关危险因素和疾病,以降低心脑血管疾病的发生率和死亡率。如考虑发生急性心脑血管疾病时,应在第一时间至医院就诊,不要耽误治疗时机。

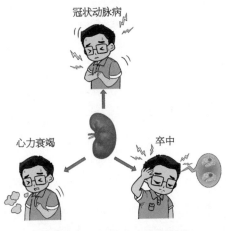

冠状动脉病

心力衰竭

卒中

▲ 评估心脑血管疾病发生风险

## 51. 为什么需要定期进行传染病检查?

　　血液透析室(中心)是各种感染的高发场所,同时血液透析患者又是血液感染和血液传播的高危人群。国家颁布了多项法律、法规及相关文件,严格要求血液透析室(中心)建立感染控制的规章制度、流程和预案,以及对透析患者传染病筛查的质控标准。传染病筛查主要包括:血液系统传染病及呼吸系统传染病。

　　• **血源性传染病**　由于我国人口基数大,患乙肝、丙肝、梅毒及艾滋病的人群数量多,任何一个感染者,如果没有经过严格的筛查和管控,都有可能会造成整个血液透析中心的播散传染。国内也曾发生过个别血液透析中心出现丙肝暴发性感染事件的报道。因此严格落实透析患者传染病筛查制度,对常见血液透析相关传染病防控十分重要和必要。

（1）筛查内容：乙肝（HBV）、丙肝（HCV）、梅毒螺旋体及人类免疫缺陷病毒（HIV）标志物（包括抗原和/或抗体）。

（2）治疗管理：传染病筛查阳性的患者，需在血液透析室（中心）设置的阳性隔离治疗室（区）进行透析治疗，例如乙肝区、丙肝区、梅毒专用机位等。没有条件的血液透析室（中心）应将患者转至有收治条件的血液透析室（中心）进行透析治疗或进行居家透析治疗，绝不允许混在阴性患者的普通透析治疗室（区）进行透析治疗。

• **呼吸系统传染病**　由于血液透析室（中心）的患者多为集中治疗，且长期透析造成患者免疫力低下，为高呼吸道传染病科室。

（1）筛查内容：主要包括肺结核及急性呼吸道传染性疾病等。对于疑似存在呼吸道疾病的首次接受血液透析或其他血液透析室（中心）转入、既往有肺结核感染史的患者，应立即进行胸部 X 线和（或）肺部 CT，以及结核感染标志物检查。

（2）治疗管理：合并活动性肺结核的血液透析患者，应在呼吸道隔离病房或到指定的公共卫生医疗机构接受透析治疗。呼吸道传染病疫情期间，透析前应对患者进行体温检测等预检分诊措施，发热患者应进行相关呼吸道传染病检查。可疑和确诊患者应在呼吸道隔离病房或到指定医疗机构接受透析治疗。

对于新发的其他传染性疾病，确诊或疑似患者，应在第一时间与血液透析室（中心）的医护及管理人员沟通联系，及时进行处置，防止不良事件的发生。

## 52. 血源性传染病检查结果发生变化，该如何处理？

血液透析患者需定期进行血源性传染病的监测，以防造成传染性疾病的播散。如果血液透析患者血源性传染病筛查出现结果异常,该如何处置呢?

● **血源性传染病阳性** 一旦发现结果阳性时,不要慌张,第一时间与血液透析室(中心)的医护人员联系。对异常的指标进行复检,同时进行进一步的检验以确定有无传染性及传染性的强度。比如乙肝表面抗原(HBsAg)出现阳性,在复查乙肝两对半的同时,还会检测乙肝病毒(HBV – DNA)的滴度,明确肝炎病毒的复制情况以及肝功能状况,来判断病毒的传染性。如果复检结果确诊阳性,立即将患者将转至阳性隔离治疗室(区)进行透析治疗。

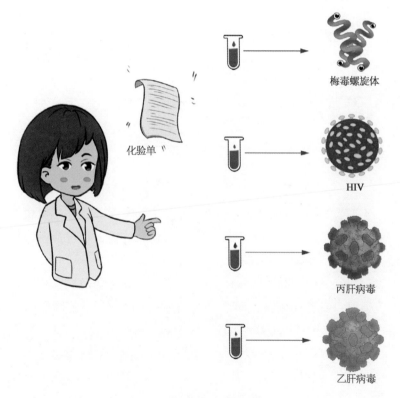

化验单

梅毒螺旋体

HIV

丙肝病毒

乙肝病毒

▲ 传染病检查

• **血源性传染病阳转阴** 如果既往阳性的患者,结果转阴,同样需要与血液透析室(中心)的医护人员联系,医护人员也会根据传染病隔离透析治疗区患者解除隔离的标准与实施方案进行处置。①通常血源性传染病标志物检测持续阴性达到 6 个月以上患者,可安排在普通透析治疗室(区)进行血液透析,相对固定透析机位,并安排在当天班次所在区域的最后一个透析。②转入普通透析治疗室(区)后的第 1、3 和 6 个月各检测一次标志物,持续转阴者按普通透析患者每 6 个月监测一次标志物。③如果出现传染病标志物再次转阳,则转回隔离透析治疗室(区)进行血液透析。

对于乙肝病毒易感(HBsAb 阴性)患者,建议参考普通人群接种乙肝病毒疫苗。建议丙肝患者进行药物治疗,目前抗丙肝药物可有效清除体内丙肝病毒(HCV-RNA),达到治愈效果。对于梅毒、艾滋病患者也建议进行规范治疗。

## 53. 乙型病毒性肝炎可以治愈吗?

乙型病毒性肝炎简称乙肝,是一种由乙肝病毒(HBV)感染机体后所引起的以肝脏受损为主的传染性疾病。传播途径包括血液传播、性传播以及母婴垂直传播。

• **急性乙肝** 乙肝发病时间在 6 个月以内称之为急性乙肝。该阶段通过自身免疫可以实现对 HBV 的清除,结合积极的临床综合治疗,大部分患者可以实现急性乙肝治愈。

• **慢性乙肝** 有乙肝或乙肝表面抗原(HBsAg)阳性史超过 6 个月,且 HBsAg 和(或)病毒 HBV - DNA 仍为阳性者,可诊断为慢性 HBV 感染。5%～10% 的急性乙肝会转为慢性乙肝。对于慢性乙肝,目前临床尚无法达到完全治愈,有 5%～30% 的慢性乙肝患者可能发展为肝硬化、肝细胞癌。虽然慢性乙肝无法完全治愈，但是通过积极的抗病毒治疗，最大限度地抑制或消除 HBV，延缓和阻止疾病进展，可以减少和防止肝硬化、肝癌及其并发症的发生，达到"临床治愈"。

　　慢性肾脏病（CKD）患者，由于机体免疫功能处于缺陷或低下状态，往往是乙肝的易感人群，尤其是血液透析患者。因此对于乙肝易感（HBsAb 阴性）的患者建议接种乙肝病毒疫苗以预防 HBV 感染，对于已经感染且为慢性乙肝的患者建议积极接受抗病毒治疗，具体治疗方案和疗程，需咨询消化科或感染科专科医师，并定期随访肝功能、乙肝两对半、HBV－DNA 病毒滴度等指标，以评估治疗效果和指导治疗方案的调整。

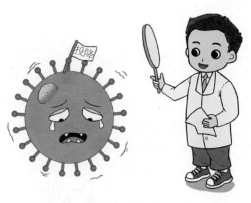

▲ 乙肝治疗

## 54. 丙型病毒性肝炎可以治愈吗？

　　丙型病毒性肝炎简称丙肝，是由丙肝病毒（HCV）感染人体，所引起的一种传染性疾病，该病以肝脏损伤为主要表现。丙肝主要通过血液传播,临床上可分为急性感染和慢性感染两种过程。①急性丙肝属于自限性疾病,通过自身免疫机制可以完全清除丙肝病毒,配合临床治疗,可以实现丙肝的治愈。②慢性丙肝感染超过6个月或有6个月之前的流行病学史,可诊断为慢性HCV感染。丙肝急性感染者有55%～85%会发展为慢性HCV感染,概率大大高于乙肝,可导致慢性肝炎、肝纤维化,进而发展至肝硬化甚至肝细胞癌。

目前尚无预防HCV感染的疫苗,一旦确诊慢性丙肝,建议积极行抗病毒治疗。近年来,高效低毒的丙肝治疗口服抗病毒药物有效率已达到95%～100%。使用抗病毒药物清除HCV后,体内丙肝抗体(抗-HCV)仍会呈阳性,但这并不代表还具有传染性,因为抗-HCV即使在清除HCV后仍会持续存在,甚至终身,此时应以HCV-RNA的检测结果为准。

由于慢性丙肝可导致严重的临床后果,因此清除丙肝病毒,尤其是对于血液透析患者具有重要意义。随着新型高效抗病毒药物不断上市及其联合应用,对丙肝治疗有效率仍在持续改善。由此国内外肾脏病学和传染病学专家已经联合提出"Zero by 2025"即2025年血液透析患者丙肝清零的倡议,建议患有丙肝的血液透析患者,尽早进行抗病毒治疗,不必因得病而困扰。

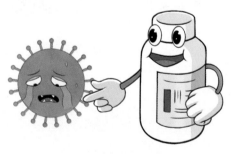

▲ 丙肝抗病毒药物治疗

听专家说

　　肾脏是人体的重要器官,当肾脏功能受损,尤其是进展到终末期肾病(ESRD)阶段,会出现电解质及酸碱平衡紊乱、贫血、继发性甲状旁腺功能亢进等并发症,也有患者会合并心血管疾病、呼吸系统疾病、消化及内分泌系统疾病,因此需要定期进行相关实验室检验和辅助检查,及时判断透析起始治疗时机,评估并发症与合并症进展,评价治疗效果并指导调整治疗方案。由于血液透析室(中心)和血液透析患者,是传染性疾病的高发区域和易感人群,传染病的定期检验也非常重要。临床根据辅助检查结果,进行积极的处理和干预,对提高透析患者的生活质量及生存时间,具有重要的临床意义和价值。

# 营养管理

营养不良是维持性血液透析患者常见和重要的慢性并发症之一，直接影响患者透析治疗充分性、生活质量及长期存活时间。随着患者的透析龄逐渐增加，相关的营养问题也日益凸显。因此，科学、合理地做好营养管理，调整患者营养状态具有重要意义。

## 55. 为什么要做好营养管理?

随着透析龄的逐渐增加，血液透析患者会面临一系列挑战，如免疫功能下降、活动耐力和能力降低、食欲减退等情况，严重者还可出现营养不良。目前，我国血液透析患者营养不良的患病率可高达 $30.0\% \sim 66.7\%$。

营养不良不仅与透析患者的全身性慢性炎症、心血管疾病、感染等并发症的密切相关，同时还是心血管事件与死亡的主要危险因素之一，严重影响患者的生存时间和生存质量。研究显示，能量摄入不足或者消耗增多会使得患者的住院率、30 天内再住院率及病死率均明显增加。

科学规范的营养管理已成为血液透析患者一体化综合诊治的重要环节。《中国慢性肾脏病营养治疗临床实践指南（2021 版）》建议，应对血液透析患者定期实行营养评估,同时与营养、内分泌等开展多学科的综合研判,筛查导致营养不良的影响因素,并给予及时的对症治疗和针对性的营养管理。进入维持性血液透析阶段后,患者的生活方式需要进行转变,如饮食结构、水、盐控制和运动方式等,透析患者的饮食起居需要除了医护人员的指导帮助,更重要的是科学的自我管理。建立患者自我管理的认识和能力,可早期发现和有效改善营养不良。

## 56. 如何评估营养不良?

营养不良包括营养不足、微量营养素异常、肥胖症、恶病质、肌肉减少症等营养性疾病,主要表现为易疲劳、体感乏力、体重减轻、免疫力下降、血清白蛋白浓度降低等。营养状态评估是患者营养治疗与管理的前提和基础。血液透析患者营养状态评估应建立在患者饮食调查、人体测量、生化指标以及主观全面评定(SGA)的基础上,结合透析充分性及并发症评估结果,全面综合评估患者的营养状况,从而制订和调整营养治疗方案。

• **临床调查**　包括病史、体格检查和社会、心理因素调查。

• **饮食评估**　采用3天饮食记录法,记录每日摄入食物种类和摄入量,掌握膳食摄入量、饮食种类及频率,计算和统计膳食摄入成分和含量。通过计算饮食蛋白质和/或热量摄入情况,判断营养摄入的状况是否低于人体需要的标准。

• **人体测量**　包括干体重、体重指数(body mass index,BMI)、肱三头肌皮褶厚度和上臂肌围、人体成分测定等。

• **生化指标**　包括血清白蛋白、透析前后的尿素氮、前白蛋白、转铁蛋白、血脂等,有条件时可测定胰岛素样生长因子-1。

# 3天饮食记录表

| 食物类别 | 您吃的食物 | 食物的份量 | 备注 |
|---|---|---|---|

患者姓名：　　　　　记录日期：　　年　　月　　日　第　　天

| 食物类别 | 您吃的食物 | 食物的份量 | 备注 |
|---|---|---|---|
| **早餐** | | | |
| 油脂类 | | | |
| 水果类 | | | |
| 瓜类蔬菜 | | | |
| 淀粉类 | | | |
| 坚果类 | | | |
| 谷薯类 | | | |
| 绿叶蔬菜 | | | |
| 肉蛋类 | | | |
| 豆类 | | | |
| 低脂奶类 | | | |
| 上午的点心 | | | |
| **午餐** | | | |
| 油脂类 | | | |
| 水果类 | | | |
| 瓜类蔬菜 | | | |
| 淀粉类 | | | |
| 坚果类 | | | |
| 谷薯类 | | | |
| 绿叶蔬菜 | | | |
| 肉蛋类 | | | |
| 豆类 | | | |
| 低脂奶类 | | | |
| 下午的点心 | | | |
| **晚餐** | | | |
| 油脂类 | | | |
| 水果类 | | | |
| 瓜类蔬菜 | | | |
| 淀粉类 | | | |
| 坚果类 | | | |
| 谷薯类 | | | |
| 绿叶蔬菜 | | | |
| 肉蛋类 | | | |
| 豆类 | | | |
| 低脂奶类 | | | |
| 睡前的点心 | | | |

以下由医师/护士计算后填写

| 0～1 g | 油脂类(10 g,90 kcal) | 瓜果蔬菜(200 g,50 kcal) | 淀粉类(50 g,180 kcal) |
|---|---|---|---|
| 4 g | 坚果类(20 g,90 kcal) | 谷薯类(50 g,180 kcal) | 绿叶蔬菜(250 g,50 kcal) |
| 7 g | 肉蛋类(50 g,90 kcal) | 豆类(35 g,90 kcal) | 低脂奶类(240 g,90 kcal) |

填写说明：
1. 连续记录3天(透析前一天、透析当天、透析后一天)的24小时膳食情况。
2. 只要经口进食的食物,比如几颗花生零食,一杯饮料都要记录。
3. 记录的内容包括:进餐时间、食物的具体名称、数量。

- **主观综合性评估** 可用主观全面评定（SGA）及营养不良炎症评分法（MIS）进行评价。
- **人体成分分析** 有条件可采用人体成分检测仪（BCM）、双能X线吸收法、CT或MRI等，进行肌肉组织指数、脂肪组织指数、肌肉组织含量等指标的测量。

## 57. 如何摄入蛋白质？

血液透析患者每次透析会丢失蛋白质 $1 \sim 3$ g，氨基酸 $10 \sim 30$ mg。开始透析后，患者蛋白质的摄入需要量和非透析时显著不同，相比正常人甚至还需要适当增加。

- **蛋白质摄入量** 中国慢性肾脏病营养治疗临床实践指南（2021版）推荐血液透析患者蛋白质摄入量为 $1.2 \sim 1.5$ g/（kg·d），且 $50\%$ 以上为高生物价蛋白质。高生物价蛋白质又称优质蛋白质，即蛋白质中的氨基酸利用率高，各种氨基酸的比率符合人体蛋白质氨基酸的比率。
- **蛋白质种类** 优质蛋白质类食物有蛋清、家禽、鱼、牛奶等，其中以鱼类蛋白质最好。另一类为非优质蛋白质，又称低生物价蛋白质，含必需氨基酸较少，如米、面、水果、豆类、蔬菜中的植物蛋白质。
- **蛋白质摄入技巧** 多食用富含必需氨基酸的优质蛋白质食物，少吃或不吃植物蛋白质如豆制品，避免蛋白质摄入过量导致尿素氮、肌酐、血磷等代谢废物增加。注意限制食物中磷或钾的摄入量，选择高蛋白质、低磷食物，以及降低磷含量的烹饪方法，必要时使用磷结合剂。

透析早期虽不必采用严格的低蛋白质饮食，但蛋白质摄取量急剧增加会使残余肾功能进一步降低，蛋白质摄入量应从透析前 $0.5 \sim$

$1.0\,g/(kg \cdot d)$逐步增加到 $1.2\sim1.5\,g/(kg \cdot d)$。每周规律透析1次的患者(有残余肾功能、肌酐值较低者),继续延用较低蛋白质饮食,可以仅在透析当天采用正常或高蛋白质饮食;每周规律透析2次的患者,蛋白质摄入量应为 $1.0\sim1.2\,g/(kg \cdot d)$;每周规律透析3次的患者,蛋白质摄入量应为 $1.2\sim1.5\,g/(kg \cdot d)$。蛋白质摄入不足、胃口不好者可以加用必需氨基酸或 $\alpha$-酮酸。

**临床常见优质蛋白质种类**

| 排名 | 食物名称 | 蛋白质含量(g/100g) | 氨基酸评分 |
|------|----------|----------------------|------------|
| 1 | 鸡蛋 | 13.1 | 106 |
| 2 | 牛奶 | 3.3 | 98 |
| 3 | 鱼肉 | 18 | 98 |
| 4 | 虾肉 | 16.8 | 91 |
| 5 | 鸡肉 | 20.3 | 91 |
| 6 | 鸭肉 | 15.5 | 90 |
| 7 | 瘦牛肉 | 22.6 | 94 |
| 8 | 瘦羊肉 | 20.5 | 91 |
| 9 | 瘦猪肉 | 20.7 | 92 |
| 10 | 大豆(干) | 35 | 63 |

## 58. 如何控制钾的摄入?

血液透析是一种间断式、非生理性的去除钾离子及尿毒症毒素的肾脏替代疗法。高钾血症可导致肌肉无力、心律失常、心脏骤停,是导致透析患者死亡的常见原因之一。血液透析患者的高钾血症发生率较高,研究显示,中国血液透析患者血钾＞5.0 mmol/L 累积患病率高达 75％,血钾＞5.5 mmol/L 的累积患病率达 50％,有超过 65％的高钾血症患者会在 1 年内再次发生高钾血症。血液透析患者做好血钾管埋非常重要。除了规律透析外,日常不仅需要控制钾的摄入,同时还需要做好血钾监测,尽量将血钾控制在 5.0 mmol/L,如发现异常时应及时处理。

**不同种类食物钾含量(mg/100 g)**

| 谷物类 | 小麦胚芽 | | 小米 | | 黑米 | | 玉米 | |
|---|---|---|---|---|---|---|---|---|
| | 1 523 | | 284 | | 256 | | 238 | |

| 薯类 | 木薯 | | 芋头 | | 马铃薯 | | 甘薯 | |
|---|---|---|---|---|---|---|---|---|
| | 764 | | 378 | | 342 | | 174 | |

| 豆类 | 黄豆 | 黑豆 | 蚕豆 | 红小豆 | 豌豆 | 青豆 | 扁豆 |
|---|---|---|---|---|---|---|---|
| | 1 503 | 1 377 | 1 117 | 860 | 823 | 718 | 439 |

| 蔬菜类 | 竹笋 | 菠菜 | 苦瓜 | 莲藕 | 菜心 | 芥菜 | 油菜 | 番茄 |
|---|---|---|---|---|---|---|---|---|
| | 389 | 311 | 256 | 243 | 236 | 224 | 210 | 163 |

| 菌藻类（干） | 紫菜 | | 银耳 | | 冬菇 | | 海带 | 木耳 |
|---|---|---|---|---|---|---|---|---|
| | 1 796 | | 1 588 | | 1 155 | | 761 | 757 |

| 水果类 | 牛油果 | | 香蕉 | | 蜜桃 | | 橙子 | 苹果 | 西瓜 |
|---|---|---|---|---|---|---|---|---|---|
| | 599 | | 256 | | 169 | | 159 | 119 | 115 |

| 坚果类 | 榛子 | 花生 | 腰果 | 葵花籽 | 板栗 | 黑芝麻 | 核桃 |
|---|---|---|---|---|---|---|---|
| | 1 244 | 587 | 503 | 491 | 442 | 358 | 294 |

• **限制钾摄入**　日常生活中常见食物含钾量各不相同,一定注意合理选择钾含量低的食物。以下为减少食物中钾的几个小妙招:①青菜用开水烫过或煮3分钟弃水后再炒,会去掉许多钾。②不用菜汤或肉汤拌饭。③不用低钠盐、无盐酱油。④超低温冷藏食品比新鲜食品含钾量少1/3。

• **定期监测血钾**　①在初诊时监测血钾。②常规每1～3个月复查血钾,透析龄不长的患者如有低钾或高钾风险或已发生过一次低钾血症或高钾血症,建议增加监测频率(至少每月1次),直到诱发因素评估明确并已纠正。③在开始使用肾素-血管紧张素-醛固酮(RAAS)抑制剂或增加剂量前、后1～2周内复查血钾,防止高钾血症的发生,必要时加用口服降钾药物。

## 59. 如何控制钙、磷的摄入?

钙磷代谢异常是血液透析患者常见的并发症,可导致肾性骨病、继发性甲状旁腺功能亢进和血管钙化,所以透析患者需要控制钙和磷的摄入。

• **控制钙摄入**　钙的摄入量应根据患者生化指标灵活掌握,推荐未使用活性维生素D的患者每日钙的摄入在800～1 000 mg为宜。低钙患者可在补钙基础上使用活性维生素D类药物。血液透析患者还常常存在营养维生素D缺乏,可适当补充营养性维生素D,尤其是继发性甲状旁腺功能亢进的患者,可以在骨化三醇或拟钙剂治疗的同时补充营养维生素D,但如果出现高钙血症需要停止补充。

• **控制磷摄入**　高磷血症是启动继发甲状旁腺功能亢进的始动因素,是导致肾性骨病的核心环节。血液透析患者磷摄入量应控制在800～1 000 mg/d。需要注意的是,每100 g蛋白质含磷1～

红色 (尽可能避免)

绿色 (不受限制)

第六层(含有磷添加剂的饮料和食品)
第五层(硬质成熟奶酪、蛋黄、坚果)
第四层(香肠、动物内脏、鱼肉、软质干酪)
第三层(禽畜肉、鱼肉、奶及奶制品)
第二层(谷物、豆类及其制品)
第一层(蛋白、水果和蔬菜、橄榄油等植物油及黄油、糖、不含蛋白质的食物)

▲磷金字塔

1.5 mg,因此很难做到在限制磷的同时又摄入足够的蛋白质,故需选择低磷/蛋白比值的食物,如选择含磷量更少的白肉。减少磷酸盐添加剂,服用含钙或者非含钙的磷结合剂治疗高磷血症。

降低磷的措施有:①少吃高磷食物如酵母(干)、丁香鱼、海米、口蘑、南瓜子仁、西瓜子、蛋黄、动物内脏等。②熬骨头汤或炖排骨时将其在清水中煮沸 3 分钟弃去水后再加水熬炖,可除去磷 1/3～1/2。③可以服用磷结合剂来治疗高磷血症,起到降血磷的作用,具体用药方法详见第 76 问。④摄入膳食纤维,保持大便通畅,可以增加毒素排出,减少磷吸收,一天保持 1～2 次大便较好。

## 60. 为什么要补充维生素? 如何补充?

维生素是维持人的正常生理功能的一类微量有机物质,在人体生长、代谢、发育过程中发挥着重要的作用,正常人可通过均衡饮食进行补充。对于患者来说,由于尿毒症本身以及透析时维生素的丢失,常常会出现多种维生素缺乏,加重营养不良和其他并发症。

• **水溶性维生素的补充** ①透析容易造成水溶性维生素丢失,应及时补充,可多食用一些富含维生素的新鲜蔬菜、水果。②可在医生的指导下口服或注射维生素制剂,大多数患者补充维生素 C 150～

200 mg/d,叶酸 1 mg/d 即可达到正常水平。③透析患者还容易并发 B 族维生素缺乏,其中维生素 $B_1$ 的主要作用是帮助消化,维持心脏肌肉正常活动和良好的精神状态;维生素 $B_2$ 的主要作用是促进生长和细胞的再生,缺乏的时候会出现毛发的脱落,皮肤口唇溃疡和炎症;维生素 $B_6$ 的主要作用是增强细胞的免疫力,促进身体吸收蛋白质和脂肪,预防神经系统疾病,减少夜间肌肉痉挛的发生。如出现以上症状应及时补充 B 族维生素。

• **脂溶性维生素的补充**　脂溶性维生素 A、维生素 D 及维生素 K 主要因为具有脂溶性特性和透析膜选择性清除机制,不会通过透析膜丢失,一般不用额外补充,额外补充维生素 A 反而易导致中毒。但有些患者合并维生素 D 不足或缺乏,除了肾性骨病患者常规补充的活性维生素 $D_3$ 以外,应补充普通维生素 D,但要注意监测血钙和血磷的浓度。

## 61. 血液透析患者可以吃补品吗?

血液透析治疗的患者常有疑问,做透析感觉身体很虚,可以吃什么来补一补? 也有一些患者会收到亲朋好友送的补品,或者听到各种建议或偏方。在这里要告诉患者,透析出现的不适不能跟身体"虚"联系到一起。

• **透析患者进补原则**　透析患者不必特别的进补,一旦进补不当,反而会导致身体功能紊乱。配合医生的治疗方案,听从营养师的饮食指导,做好自我管理,才能保持良好的身体状态,维持足够的营养。饮食上做到高蛋白、低磷、低钾、低盐,保持膳食平衡即可,如果检查结果正常无需过度进补,如实在有强烈内心需求,也应先询问专业医生的意见,以免花钱又伤身体。

• **注意补品的潜在危险** 有时候服用补品不当也会适得其反。①中草药炖补的食物,其药汤中磷、尿酸及钾的含量均偏高,不适合长期食用。②人参是一种补气血的药材,但研究发现人参中含有较高的钾离子,容易导致高血钾,引发心律不齐,甚至猝死。③保健品,这类健康食品吃多了,往往会增加尿素氮、肌酐或者磷、钾离子的增高,可能会出现其他潜在危险。

## 62. 血液透析治疗过程中可以吃东西吗?

血液透析治疗过程中是否可以吃东西这个问题,临床上因人而异。

如果患者在血液透析过程中,血压比较平稳的话,治疗中可以适当进食。因为血液透析的治疗过程中,血液不断循环流动、消化功能和新陈代谢有所加快,患者常常会出现饥饿感,进而产生进食需求。此时进食宜选用卫生、松软、易消化、清淡、优质高蛋白质和高热量食物,避免进食油腻食物造成肠胃不适,发生呕吐或拉肚子等情况,切忌进食过量。老年患者,不易进食过干的食物,防止造成呛咳,进食时尽量选择半卧位。进食后还要及时告知护士,根据进食量适当增加超滤量。

对于好发低血糖的患者,建议随身佩带些糖块和含糖食品,透析过程中可适当进食,以防止低血糖发生。

对于透析过程中容易发生低血压或本身血压偏低的患者,则应避免进食,因为进食后会增加发生心血管不良事件的风险。咳嗽和腹泻的患者进食也要慎重,避免发生窒息或者腹泻加重。此类患者,透析前那顿饭很重要,一定要吃饱吃好。

## 63. 高脂血症患者如何吃得既营养又科学?

高脂血症是指血脂水平过高,可直接引起一些严重危害人体健康的疾病,例如:动脉粥样硬化、冠心病、胰腺炎等。

• **高脂血症分类** 高脂血症可分为原发性和继发性两类。①原发性高脂血症:原发性与先天和遗传因素有关,可以是由于单基因缺陷或多基因缺陷,使参与脂蛋白转运和代谢的受体、酶或载脂蛋白异常所致,或由于环境因素(饮食、营养、药物)等。②继发性高脂血症:继发性多发生于代谢性紊乱疾病如:糖尿病、高血压、肝肾疾病、肥胖、肾上腺皮质功能亢进等,或与其他因素如:年龄、性别、饮酒、吸烟、饮食、季节、精神紧张等有关。

• **高脂血症诱因** 脂质代谢紊乱与慢性肾脏疾病存在密切关系,高血钙也是透析患者发生高脂血症的独立危险因素,因此透析患者容易发生高脂血症。

• **高脂血症饮食调理** 高脂血症患者的饮食应遵循"四低一高"原则即:低能量、低脂肪、低胆固醇、低糖、高纤维膳食。可见的脂肪不要吃,减少动物性脂肪的摄入,如猪油、肥猪肉、黄油、肥羊、肥牛、肥鸭、肥鹅;额外的油脂不要加,吃面包时不要涂奶油、花生酱,吃面时不要加太多香油、麻油、猪油、油丝或肉燥;花生、瓜子、核桃、杏仁、松子等均含有大量"看不见的脂肪",吃这些所谓的零食一定要节制。饮食中适当选用豆类、瘦肉、蛋、奶,多选择具有降低血脂的新鲜蔬菜、水果,像大蒜、茄子、洋葱、猕猴桃、无花果等可以很好地补充体内的维生素和微量元素,还可以有效地降低体内的血脂成分。同时告知患者要坚持运动,以帮助食物消化,减少脂肪堆积,增加血液循环,降低血液黏稠度,预防血栓形成。因此高脂血症患者,在配合药物治疗的基础上必须管住嘴、迈开腿,保持身体呈现良好状态。

# 64. 糖尿病肾病透析患者如何控制好血糖？

糖尿病肾病在糖尿病疾病基础上产生一系列肾脏结构和功能损伤,是糖尿病最常见且又预后不良的微血管并发症之一,我国30%～50%的糖尿病患者合并糖尿病肾病。目前,糖尿病肾病也成为我国血液透析的第二大病因。

• **透析患者的血糖变化**  透析患者在治疗中血糖容易产生波动。一方面,由于糖尿病疾病基础及患者身体应激的原因出现高血糖;另一方面,随着肾脏的滤过功能下降和胰岛素的清除率下降,人体胰岛素的需要量减少,如果继续按照原有治疗剂量容易发生低血糖。另外,透析清除毒素的同时血糖也会被一定程度的清除,所以糖尿病肾病患者透析时常会出现低血糖。

• **透析患者的血糖控制**  ①无论高血糖还是低血糖都会对患者身体状况造成更深层次的影响,所以应当进行积极的防范治疗。②定期检查,坚持服用治疗糖尿病肾病相关的药物,不断药或间歇性吃药,养成良好的生活饮食习惯非常重要。③透析患者口服降糖药物和胰岛素类注射针剂都应在医生指导下应用。二甲双胍和磺脲类等口服降糖药物,因可能发生乳酸酸中毒等安全性问题不宜使用。新型DPP4抑制剂,例如利格列汀等可全程使用。达格列净等新型SGLT-2抑制剂,虽在治疗糖尿病肾病心血管并发症方面有较好疗效,但在透析尤其是无尿的透析患者中应用存在争议,目前药物说明书不推荐尿毒症患者使用。胰岛素类注射针剂应根据患者血糖情况及时调整用量,必要时减停,有相当一部分糖尿病患者在血透后可停用降糖药物。④当患者透析时发生了低血糖,应当尽快静脉输入或者口服一些葡萄糖,并且在使用葡萄糖之后注意监测血糖。患者应掌握自测血糖的方法,加强自我管理,控制血糖波动。⑤可以固定每天的吃饭时间与次数,多食富含膳食纤维的粗粮;适量进食牛奶、鸡蛋等蛋白质食物;少吃油炸、辛辣食物;控制对盐的摄入;禁止吸烟、喝酒。

 **听专家说**

营养不良是慢性肾脏病的常见并发症,可引起患者心血管事件、钙磷代谢紊乱、蛋白能量消耗、肌少症和皮下脂肪减少等多种并发症,导致患者透析中不耐受,被迫终止治疗。营养不良还会影响患者生存质量及长期预后,与患者高死亡率相关。血液透析患者科学的膳食指导,不仅能有效改善患者的营养状态、延缓疾病进展,同时还直接影响着血液透析的效果,但目前临床透析患者营养不良的发生率仍然不容乐观。随着临床医护人员对血液透析患者营养不良的重视,营养管理渐趋完善和规范。血液透析患者及时进行营养评估、做好膳食管理、及时发现并纠正存在的各种营养问题,可以有助于保障良好的透析质量和生活质量,改善透析预后。

# 运动管理

运动锻炼是血液透析患者一项重要的康复措施,可以改善患者的躯体功能和心理状态,提高患者生活质量,是药物治疗不能完全替代的。提倡透析患者要"动"起来,但对于如何科学地"动",很多患者还存在一定认识上的误区。

## 65. 血液透析患者可以运动吗?

适当运动是十分必要的,常言道"生命在于运动",血液透析患者必须改变那种精神不振、不思饮食,对生活无信心的悲观意识,改变"卧而不立、立而不走"的不良习惯。有报道维持性血液透析患者非透析治疗日的体力活动低于 4 000 步/天,死亡风险会增加 2.37 倍。那么,运动的好处具体体现在哪些方面?

(1)适当运动可以帮助血液透析患者改善身体状况,增强肌肉活动功能、增加肌肉力量、减轻骨骼肌萎缩,提高有氧活动能力和心肺功能,提高身体的耐力和免疫力。

(2)适当运动可提高机体血管对于环境、生理状况等敏感性,增强心血管系统适应性、耐受性等,可改善患者低血压时的不适症状。

(3)运动训练可以增加肌肉蛋白合成、减少肌肉蛋白降解、减轻机体炎症状态、改善胰岛素抵抗和性激素水平等。

（4）运动可以加快尿素、肌酐等溶质含量较多的肌肉组织血流速度，有效促进肌酐、尿素清除，提高血液透析的充分性。

（5）运动还可以促进大脑内啡肽释放，使人精神愉悦，把注意力从焦虑、失落等负性情绪中转移出来，改善心理状况，促进深度睡眠。

但是，对于一些身体状况并不理想的透析患者，如存在心功能较差、贫血、营养不良等情况，应在专业人士的指导下进行低强度、低风险运动，并根据自身状况进行适当的调整和适应，以避免剧烈运动或过度劳累。

## 66. 血液透析患者适合做哪些运动？

适合血液透析患者的运动方式主要包括有氧运动、抗阻运动和灵活性训练3种。

• **有氧运动** 指人体在氧气充分供应的状况下进行的运动训练。适合血液透析患者的项目主要有散步、慢跑、游泳等。

• **抗阻运动** 是指通过肌肉拮抗自身重力或者克服外力时进行的运动，可以恢复和发展肌力。适合血液透析患者的抗阻运动主要有拉伸弹力绷带、抬举哑铃等。

• **灵活性训练** 是通过柔和的肌肉拉伸和慢动作练习，具有缓慢、连续、流畅的特点，可以帮助患者放松身心、舒缓压力，促进血液循环。灵活性训练主要包括太极拳、瑜伽等。

需要注意，血液透析患者在进行运动时需要安全、适量、适度，避免过度疲劳和损伤身体。当存在以下情况时，不宜进行运动康复训练：①严重心肺功能障碍或心力衰竭；②严重血压异常（血压超过180/110 mmHg或血压下降＜90/60 mmHg）；③严重贫血或营养不良;④急性感染或炎症;⑤急性出血或血肿;⑥严重的关节病变或畸形。

## 67. 血液透析患者运动前需做哪些常规检查?

随着透析龄的增加,血液透析患者或多或少存在机体免疫力低下、骨骼变异等状况。运动前进行必要的检查,可确保运动的安全性和有效性,具体内容包括以下几方面。

• **身体状况评估**  对身体一般状况进行全面评估,包括血压、心率、体重、体脂率等,以了解患者的身体状况和运动能力。

• **血液指标检查**  包括肝肾功能、电解质、血糖、血脂、维生素 D 和甲状旁腺素等方面,以了解患者的身体代谢状况和肾功能。这些指标的异常可能会导致患者在运动过程中出现不适或并发症,因此需要在运动前进行调整和控制。

• **心电图检查**  心电图主要反映患者心脏的电生理活动,通过心电图检查可以帮助医生评估患者的心脏功能状况。对于存在心脏疾病的患者,需要在运动前制定相应的运动方案,并密切监测心脏状况。

• **营养状态评估**  血液透析患者往往存在营养不良的情况,这会影响患者的运动能力和恢复潜力。因此,运动前需要对患者的饮食和营养摄入进行评估,制定相应的营养计划,以保证患者在运动过程中获得足够的能量和营养素。

通过以上指标的监测可以评估患者的身体状况和运动能力,制定个性化的运动计划,在保证运动安全的同时,还可达到预期的运动效果。

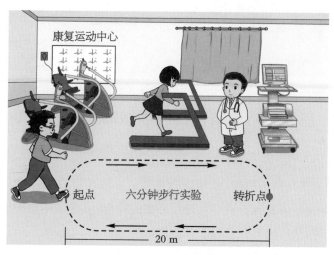

▲ 康复运动

## 68. 如何科学设定运动量和运动频次？

维持性血液透析患者的运动处方,应结合身体状况、实验室检查结果、心电图、营养状况评估及运动负荷能力,制定个性化的运动方案。血液透析患者的运动应遵循 FITT 原则,这是一个科学、系统的运动指导方案,是确保患者在安全的前提下获得最佳的运动效果。FITT 原则具体包括:运动频率(frequency)、强度(intensity)、时间(time)和类型(type)。

• **运动频率(F)** 每周至少进行 3～5 次的运动训练,以确保运动的连续性和有效性。

• **运动强度(I)** 以中低强度的运动量为宜,即自我感觉有点累,但又没达到精疲力竭的状态,心率不宜超过平时最大心率的60%～70%。

• 运动时间（T） 每次运动时间为 30～60 分钟，可以根据患者个体状况分次进行。非透析治疗时运动，建议选择饭后 2 小时、睡前至少 1 小时为宜，早晨与傍晚为佳。血液透析治疗过程中的运动，建议治疗开始 30 分钟后至透析治疗 2 小时期间进行。

• 运动类型（T） 可选择的运动类型主要有步行、慢跑、游泳、骑自行车、使用弹力绷带拉伸、太极拳和瑜伽等。

遵循 FITT 原则进行锻炼是保持身体健康的重要因素之一，科学运动有助于改善钙磷代谢、营养状态、心理与睡眠状况，以及提高心肺功能等。但建议在医护人员的指导和自我监测下，根据自己的情况进行适当的运动锻炼。

## 69. 运动时应注意什么？

血液透析患者开始运动前，需进行运动负荷测试。在实施运动计划的过程中，应至少每 4～6 个月再次评估生理功能和运动负荷能力，重新调整运动康复治疗计划，并及时反馈。

• 运动前负荷测试 主要包括六分钟步行试验、坐立试验、起立行走试验三种方式。①六分钟步行试验：通过测量 6 分钟内步行的距离，评估有氧运动能力或体能状况。在平、直、硬的地面上行走，记录 6 分钟内能够行走的最大距离，测试过程中，允许测试者按照自己的节奏，如果太累也可以就地休息。②坐立试验：从坐位完全站起，再完全坐下，记录为 1 次动作。通过记录在 30 秒时间内重复该动作的次数，评估下肢肌肉肌力和耐力。③起立行走试验：坐在专用椅子上，按照要求站起并向前行走 3 m，然后转身走回去再坐下，记录为 1 次动作。在试验过程中，需重复该动作 3 次，专业人员记录测试者 3 次动作的时间，取平均值，评估移动和运动能力。

• **运动中注意事项** ①避免在透析后立即进行剧烈运动，以免引起身体不适。②保持适当的饮水量，避免因运动导致脱水或低血压。③避免在运动中受伤或发生意外，如摔倒、碰撞等。④在运动前后进行适当的热身和放松活动，以降低肌肉和关节受伤的风险。⑤糖尿病患者，运动前、运动时和运动后需测量末梢血糖，同时准备一些提升血糖的点心，如糖果、巧克力等。⑥动静脉内瘘穿刺点尚未愈合者或中心静脉导管患者，应避免游泳运动。

同时，患者在运动前、中、后应时刻关注有无喘憋、胸痛、严重关节痛等不适症状。尤其是在运动过程中如出现：①胸、臂、颈或下颌等部位烧灼痛、酸痛、缩窄感。②严重的胸闷气短，交谈困难。③头痛、头晕、黑矇、周身无力。④严重心律失常。⑤运动相关的肌肉痉挛、关节疼痛等。如出现上述情况，应立即停止运动并寻求医护人员的帮助。

## 70. 透析治疗过程中，可以运动吗？

对于血液透析治疗中的运动，大部分患者对其持有疑惑和观望的态度。由于血液透析治疗时，每分钟约有 200 mL 血液在体外循环，很多人认为此时进行运动，安全得不到保障。在这里，可以肯定地告诉大家，透析治疗过程中是可以适当运动的。它不仅可以增加透析充分性，还可以改善患者的低血压状态。

当然，为保证患者和体外循环治疗安全，透析治疗中的运动有一定的要求：①患者透析治疗处于平稳的状态时方可进行运动。②运动时间一般为透析开始 30 分钟至 2 小时，每周 3 次，每次 30 分钟，以避免低血压、肌肉痉挛、低血糖等并发症发生。③透析治疗过程中，为避免穿刺针（或导管）移位、滑脱，血管通路侧肢体是不可以运动的。

目前血液透析治疗过程中的运动方式主要有两种。①脚踏车运动：患者躺在床上做空中脚踏车或床旁脚踏车进行低阻力、慢速的运动，每次持续 5～10 分钟。②重量负荷训练：先做拮抗自身上肢或下肢的重力运动，如上下肢屈伸、伸展、抬起、落下等运动，以 10 次为 1 组，可轻松完成 3～5 组；然后增加运动负荷，即使用哑铃、弹力带、沙袋对上肢和下肢进行，初始重量为 0.5～1.0 kg，可根据肌力情况逐步增加。

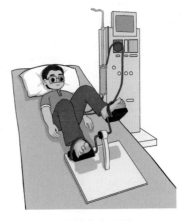

▲ 脚踏车运动

需注意，患者在血液透析中运动时，如出现不适症状应及时停止运动，透析中运动需要得到医护人员的指导和监测，以确保安全和有效性。

听专家说

近年来，随着血液透析技术不断进步、理念不断更新，越来越多的维持性血液透析患者也对自身的治疗和生活质量提出了更高的需求。运动康复可以有效增加透析患者的心肺耐力、改善肌力和肌肉容积、降低心血管疾病风险。血液透析患者只要充分掌握运动的相关知识，有效实施运动康复计划，不仅可以提高透析充分性、延长生命周期，更重要的是可以获得更好的生活质量，回归精彩美好的人生。

# 用药管理

血液透析只能部分替代肾脏功能，在长期的透析治疗过程中会因为毒素的蓄积而导致出现各类并发症，药物的辅助治疗可以很好地弥补这一不足。俗话说"是药三分毒"，特别是对于肾脏功能缺失的尿毒症患者而言。因此，科学用药尤为重要。

## 71. 透析治疗前可以吃降压药吗？

高血压是尿毒症患者常见的并发症之一，超过 80％ 的终末期肾病患者在开始透析时已存在高血压。大多数透析患者通常会需要服用 2 种及以上的降压药物来控制高血压。临床中很多患者往往存在疑虑："每次透析治疗前是否可以继续正常服用降压药？"其实答案因人而异，需要结合降压药是否能被透析清除，以及透析过程中患者血压的变化趋势来决定是否临时停服一次，或者进行用药时间和剂量的调整。

（1）不被透析清除的降压药物包括氨氯地平、硝苯地平、非洛地平、氯沙坦、缬沙坦等，服用这些药物的患者在透析中可能会发生低血压。如果透析中频繁出现低血压，透析当天需酌情减量，甚至停用，或调整至透前一天晚上临睡前服用。

（2）会被透析清除的降压药物包括卡托普利、依那普利、美托洛尔等,这些药物透前可常规服用。

（3）如果透前血压正常或偏低,脱水量较多且透析过程中容易低血压的患者,不管日常服用的降压药是否能被透析所清除,均建议透前停服降压药一次。

（4）如果透前血压过高,超过160/90 mmHg,透前降压药继续服用,并且需要适当调整降压药物。对于这类患者,做好容量控制很重要,透析间期体重不超过5%干体重、每日钠盐摄入应小于5 g。

（5）对于透前血压正常,但是越透析血压越高的患者,建议透前正常服用降压或者增加一些短效降压药（例如卡托普利等）,必要时也可以使用静脉降压药,同时还可以调整透析处方如透析液钠浓度等。对于特别易发生情绪紧张的患者,一定要创造舒适的环境,并且做好心理护理。

以下列举了临床常用降压药物的透析清除状况,具体使用方法应在医护人员的指导下,根据患者情况和药物的代谢特点,制订个体化用药方案。

### 常用降压药物的透析清除状况

| 药物名称 | 是否能被血液透析清除 | 透析后是否需要补充 |
| --- | --- | --- |
| 氨氯地平 | 不能清除 | 不需要补充 |
| 硝苯地平 | 不能清除 | 不需要补充 |
| 非洛地平 | 不能清除 | 不需要补充 |
| 氯沙坦 | 不能清除 | 不需要补充 |
| 缬沙坦 | 不能清除 | 不需要补充 |
| 福辛普利 | 不能清除 | 不需要补充 |
| 卡托普利 | 能清除 | 需要补充25%～30% |
| 依那普利 | 能清除 | 需要补充20%～25% |
| 美托洛尔（短效） | 能清除 | 需要补充50 mg |
| 阿罗洛尔 | 不能清除 | 不需要补充 |

## 72. 治疗肾性贫血的药物有哪些?

肾性贫血在透析患者中很常见,贫血患者时常感觉头晕、乏力、心慌,做什么事情都提不起劲,甚至记忆力减退,严重贫血还会诱发心绞痛等。这些症状都会对透析患者生活和工作带来很大影响,透析患者的肾性贫血治疗至关重要。目前治疗肾性贫血的药物包括:红细胞生成刺激剂(ESA)、低氧诱导因子脯氨酰羟化酶抑制剂(HIF - PHI)和铁剂。

• **红细胞生成刺激剂(ESA)** 是治疗肾性贫血的最常用药物,用于临床已 30 余年且安全有效。

(1)分类:ESA 可分为短效和长效,目前国内上市的长效 ESA 有达依泊汀 α,短效 ESA 常用的是短效促红素(重组人促红素注射液,简称"促红素")。

(2)治疗方案:长效 ESA 的半衰期长,每 1～2 周给药一次即可;短效 ESA 可每周 1～3 次给药。临床需要根据患者的血红蛋白水平来调整维持剂量,建议开始促红素治疗后血红蛋白增长速度控制在每个月 10～20 g/L,如果血红蛋白已达标(110～130 g/L),应减量而非停用。

(3)保存:ESA 是针剂,需要在 2～8 ℃的环境中冷藏保存。室温中长期放置后不建议注射,可能会导致 ESA 低反应性并会增加其免疫原性诱发促红细胞生成素抗体生成。

(4)给药途径:一种是皮下注射,优点是生血效果好;缺点是注射部位疼痛。另一种为血液透析结束时经透析管路给药,优点是可以减少注射部位疼痛,提高患者治疗依从性;缺点是生血效果略低于皮下注射,可能需要增加注射剂量。

(5)不良反应:促红素治疗中应避免血红蛋白上升过快,常见不良反应是高血压、头痛、高凝及血栓形成。如果出现高血压一般不需要停药,可口服短效降压药将血压将至 160/90 mmHg 以下,再给予注射促红素。若出现难治性高血压,需减量或停用,必要时可更换其他纠正贫血的药物。

• **低氧诱导因子脯氨酰羟化酶抑制剂(HIF-PHI)** 是近几年在国内上市的口服治疗肾性贫血的药物。

(1)治疗方案:根据患者体重选择起始剂量,透析患者每周 3 次,之后建议每 2~4 周检测一次血红蛋白水平。对于初次使用或血红蛋白稳定患者,可从每周 3 次、低起始剂量开始服用。

(2)服用方法:可以空腹或与食物同服。对于进入透析的患者,可在透析治疗前后的任何时间服用该药,如果漏服,无需补服,继续按原方案服用下次药物。

(3)不良反应:因其用于临床时间较短,HIF-PHI 的不良反应目前尚不明确,研究显示有发生高钾血症、惊厥发作和严重感染的可能性。

• **铁剂** 是治疗透析患者肾性贫血的重要药物,具体内容详见第 75 问。

## 73. 治疗肾性骨病的药物如何选择?

肾性骨病全称慢性肾脏病-矿物质和骨代谢异常(CKD-MBD),患者会出现钙磷代谢紊乱,骨转化、矿化,生长发育异常,以及血管和软组织钙化等。在血液透析中心会看见一些弯腰驼背、身材矮小畸形的患者,其实这都是"肾性骨病"的表现。肾性骨病危害极大,应早预防、早治疗,包括预防并纠正钙磷代谢紊乱、防治继发性甲状旁腺功能亢进、预防和逆转骨外钙沉积。肾性骨病的药物治疗,目前主要是活性维生素 D(骨化三醇、帕立骨化醇)和西那卡塞。

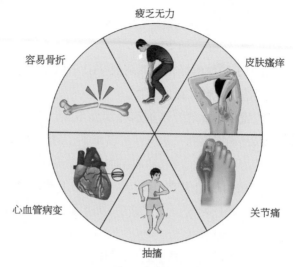

▲ 慢性肾病血透患者常见问题

• **维生素 D** 是人体必需的一种微量元素,分为营养维生素 D 和活性维生素 D。前者无法直接发挥生理作用,必须要经过肝脏和肾脏的处理,变成活性维生素 D 才能发挥作用。

临床常用的活性维生素 D 有以下几种。①骨化三醇:进入人体后不需要肾脏和肝脏处理就可以直接起效,它可以升高患者的血钙,抑制甲状旁腺激素(iPTH)合成和分泌,而被广泛用于肾性骨病的预防和治疗。透析患者 iPTH>300 pg/mL,需开始使用活性维生素 D,建议每天 1 次、每次 0.25~0.5 μg。中重度甲旁亢每日口服效果不佳可尝试间歇大剂量冲击疗法,每周 2~3 次、每次 1~2 μg。口服片剂,建议在睡前空腹时服用,防止出现高钙血症;注射液进行大剂量冲击疗法时,可以在血液透析结束后静脉注射。②帕立骨化醇:活性维生素 D 的类似物,作用与骨化三醇相同。目前国内仅有针剂上市,根据患者 iPTH 指标,每次透析后经静脉通路给药,剂量为 5~

15 μg。

活性维生素 D 的主要副作用是高血钙、高血磷,使用过程中需要监测电解质及 iPTH 水平,适用于血钙偏低或正常、iPTH 升高的患者。对于血液透析患者而言,使用静脉制剂的帕立骨化醇更方便,也可以减轻口服骨化三醇带来的胃肠道反应和高钙血症。

• **西那卡塞** 是一种拟钙剂,可以模拟钙离子的作用,直接和甲状旁腺细胞的钙敏感受体结合,抑制其分泌 iPTH。适用于:①高钙、高磷血症和继发性甲状旁腺功能亢进的患者。②高钙血症或合并明显血管钙化患者。③使用活性维生素 D 效果不佳的患者。

血钙>2.2 mmol/L 可开始服用,从每天 1 次 25 mg 开始,建议饭中或饭后服用,以减少胃肠道反应,用药过程中注意避免出现低钙血症。西那卡塞联合活性维生素 D 或钙片,可更有效抑制 iPTH 并防止低钙血症发生。

## 74. 血液透析患者需要补充左卡尼汀吗?

左卡尼汀,又称左旋肉毒碱,临床简称为"肉碱"。临床上血液透析患者是否需要补充左卡尼汀,它到底有什么作用呢?

左旋肉毒碱是存在于所有红肉类(如牛羊肉)的一种小分子物质,只要正常饮食,不会缺乏。血液透析患者因食欲下降或严格控制饮食,体内普遍存在左旋肉毒碱缺乏症,另外血液透析又会清除大量的左旋肉毒碱。它的主要作用如下。

• **改善心功能** 可以促进脂肪的 β-氧化加速,使心肌能量代谢得到改善,也可以用于治疗心绞痛、心梗及心衰等心血管疾病。

• **改善透析中低血压** 可以减少急性透析并发症。

• **改善肾性贫血** 可以提高红细胞膜的稳定性,减少促红素的使用量。

• **改善周围神经病变** 可以增加神经纤维数量,缓解周围神经病变引起的疼痛。

• **改善骨骼肌功能异常** 可以纠正疲乏无力。

• **改善营养状况** 可以纠正脂质代谢紊乱,提高生活质量。

那么,如何正确使用呢?患者可以在血液透析后,经透析管路静推左卡尼汀,每周1~3次,每次1g。但需要说明,并不是所有透析患者都必须补充左卡尼汀,只有左旋肉碱缺乏症患者需要补充。由于目前临床医疗机构不常规检测血清左旋肉碱水平,所以可基于左旋肉碱缺乏相关症状决定是否补充。对于刚开始进入透析的患者,食欲好、没有透析低血压、无心肌缺血症状,也没有难以纠正的贫血、未出现肌肉疼痛及痉挛等情况,是不需要常规补充的。

## 75. 血液透析患者为什么需要补充铁剂? 如何补充?

肾性贫血最主要的原因是肾功能衰竭导致促红细胞生成素的生成减少,但是我们会发现有很多尿毒症患者虽然使用了"促红素",但血红蛋白仍然升高不明显。其实肾性贫血除了缺少促红细胞生成素还有其他原因,例如缺铁。铁是血红蛋白合成的重要元素,很多情况下肾性贫血往往合并缺铁性贫血。

• **铁缺乏主要原因** ①铁元素丢失:是导致透析患者肾性贫血的主要原因,每次血液透析结束后,透析管路和透析器内会残留少量血液,即使每次一点点的失血,长期累积失血也会导致缺铁性贫血。②铁吸收障碍:食物中铁摄入及吸收减少。由于透析患者往往伴随着胃肠道症状,如食欲不振、恶心、呕吐等,这些症状可能导致铁的摄入不足,同时有些药物也会影响铁吸收,如磷结合剂、抑酸剂等。
③微炎症状态:透析患者体内常存在微炎症状态,会影响铁调素的浓度,减少铁的吸收和利用。

基于以上几种原因,透析患者易出现缺铁性贫血,并且需要补充适量的铁剂。

• **补铁方式**　可以口服,也可以静脉补入,但首先需要检测体内的铁代谢相关指标。当血液透析患者的转铁蛋白饱和度(TSAT)≤20％、铁蛋白(SF)≤200 μg/L 时,需要进行补铁。对于血液透析患者而言,静脉补铁相对优于口服补铁,具体方式见下表。

### 静脉补铁和口服补铁优缺点

| 补铁方式 | 优点 | 缺点 | 适用人群 |
| --- | --- | --- | --- |
| 口服用药 | ■ 对机体铁代谢状态的影响更接近于生理状态<br>■ 治疗安全且便利,过敏反应和感染风险低 | ■ 纠正贫血速度较慢<br>■ 引起胃肠道不良反应<br>■ 一些药物和食物可降低口服铁剂吸收和疗效 | ■ 肾性贫血程度较轻及贫血纠正后维持性治疗的 CKD 患者<br>■ 非透析 CKD 肾性贫血患者<br>■ 腹膜透析肾性贫血患者 |
| 静脉输注 | ■ 可高效提升血红蛋白并维持达标水平,同时减少促红素剂量和输血需求<br>■ 避免口服铁剂的胃肠道不良反应和口服药物对铁剂吸收的影响 | ■ 过敏反应,严重时可危及生命<br>■ 持续大剂量静脉治疗,可增加心血管事件和感染风险<br>■ 不规范应用可造成铁超载,引起肝脏、心脏等重要器官损害 | 血液透析肾性贫血患者 |

• **静脉补铁方法**　常用的铁剂有蔗糖铁和右旋糖酐铁。使用过程中,应关注患者有无过敏反应,合并严重感染患者慎用或禁用静脉补铁。血液透析患者如何安全进行静脉补铁?

治疗方案以蔗糖铁举例说明:①首次使用时可将蔗糖铁100 mg稀释于100 mL生理盐水中,先15分钟缓慢输注1/4量,观察约30分钟后,如无不良反应,继续滴注剩余部分。之后,在透析过程中,按上述稀释方法静滴,时间不少于30分钟,每周1~2次,每次100 mg,直至完成预计补铁剂量。4~8周后或输注10次(1 000 mg)后,复查TSAT及SF等相关指标,如仍不达标,可重复一个疗程。当SF>800 μg/L时,则需要停用铁剂。大多数透析患者需持续补铁,每2周1次,同样需要监测TSAT及SF等铁代谢指标。②近年来新出现的异麦芽糖酐铁和羧基麦芽糖铁注射液是第三代铁剂,其中异麦芽糖酐铁是唯一可单次超过1 000 mg给药的静脉铁剂,具有一次足量、便捷、安全等优势,具体内容详见下表。

**静脉补铁方案**

| | 蔗糖铁注射液 | 右旋糖酐铁注射液 | 羧基麦芽糖铁注射液 | 异麦芽糖酐铁注射液 |
|---|---|---|---|---|
| 铁含量（mg/mL） | 20 | 50 | 50 | 100 |
| 是否需行过敏试验 | 是 | 是 | 否 | 否 |
| 最大剂量 | 100~200 mg | 20 mg/kg | 15 mg/kg（上限1 000 mg） | 20 mg/kg |
| 输注时间 | 100 mg:15分钟 200 mg:30分钟 | 100~200 mg:30分钟 | 200~500 mg:6分钟 500~1 000 mg:15分钟 | 500 mg:≥2分钟 ≤1 000 mg:≥15分钟 >1 000 mg:≥30分钟 |

# 76. 如何规范服用磷结合剂?

高磷血症会引起患者血管钙化、皮肤瘙痒等症状,也是困扰透析患者的主要问题。经常有患者拿着化验单问:"医生,我的磷怎么这么高,该怎么办呢?"严重高磷血症患者可加强血液透析,血液透析虽可降磷,但细胞外液磷只占身体总磷的 1%,透析后磷的再分布使血磷继续回升,所以透析清除磷只是一过性的,不能真正控制高磷血症。控制饮食中磷摄入量为降磷有效方法,但如果想减少食物中磷的摄入,则必定会影响食物中蛋白摄入,不利于维持性透析患者的营养状态。因此,临床上会使用磷结合剂来治疗高磷血症。磷结合剂就像吸铁石一样,可以在胃肠道中将磷吸住,充分结合然后通过粪便排出体外,达到降磷的目的。那么,该如何选择适合自己的磷结合剂呢?磷结合剂主要分为:含钙的磷结合剂和不含钙的磷结合剂。

• **含钙磷结合剂** 碳酸钙和醋酸钙等,如果血钙偏低,可以使用含钙的磷结合剂。为了更好地吸附食物中的磷,碳酸钙是要随餐嚼服,醋酸钙则需餐前吞服,无需嚼服。胃肠道不适、高钙血症、血管钙化是含钙磷结合剂的主要副作用。如果患者出现持续或反复发作的高钙血症、动脉钙化或软组织钙化、iPTH 水平持续过低,应避免或停用此类磷结合剂。

• **不含钙磷结合剂** 血钙正常或偏高($>2.5\ mmol/L$)的患者,需要服用此类药物。①碳酸镧:在消化道中释放出镧离子,结合食物中大量的磷酸盐,可以有效降磷,又不会导致血钙上升和血管钙化等严重副作用,但碳酸镧必须经咀嚼后咽下,不可以整片吞服。根据血磷情况,每次 $500\sim1\,000\ mg$,每日 3 次。②司维拉姆:不经肠道吸收,通过离子交换和氢化结合肠道中的磷,起到降磷作用。它对血钙影响也不大,可以控制透析患者血管钙化的发生及进展。服用方法上它和碳酸镧不同,司维拉姆要餐中整片吞服,不可咀嚼或研磨后服用。根据血磷情况,每次 800～1 600 mg、每日 3 次。

## 77. 血液透析患者有必要定期输注人血白蛋白吗?

血清白蛋白(Alb)的水平是反映血液透析患者营养状况的一个重要指标,有研究显示,Alb<30 g/L 的透析人群死亡风险明显增加。建议透析人群 Alb≥35 g/L,有条件者 Alb≥40 g/L。一般 Alb 低于 30 g/L 称之为"低蛋白血症",需要输注人血白蛋白。那么,对于维持性血液透析患者,哪些情况是有必要定期输注人血白蛋白的呢?

• **透析过程中频繁出现低血压患者**　白蛋白是人体血浆中最主要的蛋白质,它的主要作用是维持体内营养和血浆胶体渗透压。患者透析时血容量下降导致低血压,此时补充人血白蛋白,可以提高血浆胶体渗透压,从而改善低血压。对于长期血液透析低血压患者,可以每次血液透析时静脉滴注 50～100 mL 的人血白蛋白。

• **营养状况差的透析患者**　造成透析患者营养不良的原因有很多,包括:透析患者存在高分解代谢、静息能量消耗高;尿毒症毒素导致患者摄入减少、甚至厌食症;全身性的慢性炎症状态、蛋白质及能量摄入减少。血清白蛋白水平是评判透析患者,有无营养不良的重要指标之一。对于营养不良的透析患者,我们建议以口服补充优质蛋白为主,对于进食差或者不能进食的患者,可予定期输注人血白蛋白。

• **有胸腔积液、腹水等浆膜腔积液且透析不充分的患者**　有些患者透析不充分,合并有胸腔、腹腔积液或双下肢水肿,这一类患者在透析时,可以输注人血白蛋白,来提升血液中的胶体渗透压,有利于多余水分从组织间隙进入血液,通过血液透析清除体外。

人血白蛋白并不是透析患者必须使用的药物,对于营养状况正常、无透析低血压、透析充分的患者,是不需要定期输注人血白蛋白的。

## 78. 血液透析患者需随身携带哪些必备药物?

透析患者日常除定期血液透析外,有些患者还要服用大量的药物,有的甚至每天要口服多种药物,比如降压药、降钾药、磷结合剂、生血药等。在这么多药物当中,有些药物是透析患者必须随身携带以应对突发状况。

• **降钾药物**　高钾血症是透析患者最危险的并发症之一。当血钾高于 5.0 mmol/L,就可能会发生恶心、呕吐、乏力、心律失常,甚至心跳骤停,因此降钾药物是必备药品。常用的口服降钾药,有聚苯乙烯磺酸钠(降钾树脂)和环硅酸锆钠散,严重高钾血症应及时行血液透析治疗。

• **降压药物**　透析患者服用的降压药种类繁多,短效降压药是需要随身携带的。如果出现血压升高(＞160/90 mmHg),需快速降压,可以口服短效降压药比如硝苯地平(心痛定)、卡托普利、可乐定或酒石酸美托洛尔(倍他乐克)片,30分钟后复测血压。

• **心血管病急救药物**　心血管疾病是导致透析患者死亡的最常见原因。不少透析患者合并冠心病,需要随身携带例如:硝酸甘油、麝香保心丸等药物。如果透析过程中发生心绞痛,应减慢血流量、停止超滤、吸氧和含服硝酸甘油等,如出现低血压表现时应及时扩容。

• **其他**　除以上三种必备药物外,可以根据每个患者的不同需求,随身携带药物或食物。例如,在糖尿病肾病的透析患者当中,低血糖较为常见,这类患者就需要带一些糖果、巧克力在身上;还有一些皮肤瘙痒难忍的透析患者,可以随身携带保湿作用的止痒药膏以备不时之需;合并有哮喘的患者需要随身携带支气管扩张剂等。

## 79. 血液透析治疗会影响服药的效果吗?

血液透析治疗是终末期肾病患者最重要的替代治疗方式。除常规清除尿毒症毒素外,透析治疗不可避免地会对药物的代谢产生影响,所以透析治疗是会影响服药效果的。

血液透析患者的用药,需要考虑透析可能对药物的清除作用,而药物的清除率取决于药物的相对分子量、水溶性、蛋白结合率和分布容积。一般情况下,分子量大(≥500 Da)、水溶性低、血浆蛋白结合率高、分布容积大的药物不易被透析膜清除。另外,透析因素也会影响药物的清除:透析膜面积、膜孔径越大对药物的清除能力越强;血流量、透析液流量越高,水溶性和游离型药物的清除量越大。

临床上,不同的血液净化方式对药物的清除作用是不同的。①血液透析:常规血液透析采用低通量的透析器,只能清除小分子量(<500 Da)、水溶性、不与蛋白结合的药物。如采用高流量透析或者高通量透析器透析,可增加药物的清除作用。②CRRT:因其较长的治疗时间、高性能的滤过膜特性、大量的置换液交换等因素,对药物的影响程度超过普通血液透析。CRRT可以清除大多数分子量<1 500 Da的药物。

综上,血液透析患者用药不仅需要遵循依据肾功能分期肾病治疗的一般原则,还要考虑透析可能对药物的影响。透析患者在治疗过程中,应该遵从肾脏病专科医生的医嘱,不要自行增减剂量或者停药,对于透析可清除的药物最好在透析后给药或透后追加用量。

**听专家说**

随着透龄的延长,血液透析患者的并发症逐渐增多,除了规律透析,更需要配合规范的药物治疗。药物能够帮助稳定患者的血压和血糖水平,减轻心血管负担,降低并发症的风险;可以调节免疫功能,增强抵抗力,预防感染;也能通过补充必需的微量元素和维生素,来改善患者的营养状况。但是,几乎所有的药物都兼具"疗效"和"毒性",而终末期肾病患者对药物清除能力不足,易导致在体内蓄积过多产生毒性作用,同时还会因为透析影响部分药物的效果,故规范、合理的使用药物对于透析患者来说非常重要。

# 并发症防治

　　在漫长的治疗过程中,血液透析并不能完全替代受损的肾脏,往往会因为透析治疗的不耐受或者透析不充分,造成躯体出现各类的临床症状,继而引发患者的焦虑和不适。了解和认识透析治疗过程中可能会出现和存在的各类问题,可以更好地帮助患者,提前干预或接受规范治疗,以减少透析并发症带来的困扰。

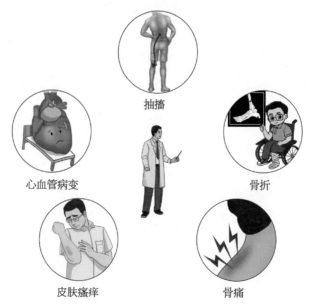

▲ 血液透析常见并发症

## 80. 为什么刚开始透析会感到头痛、恶心、呕吐?

刚开始透析时,有些患者还没来得及感受到治疗后的舒适感,反而出现了头痛、恶心、呕吐。这个并非说明患者的体质不适合透析治疗,也不是透析治疗的正常反应,而是可能出现了一种叫"透析失衡综合征"的情况。

(1) 因为血液透析时,血液中的毒素经过透析迅速下降,血浆晶体渗透压下降,但是由于人体存在一个叫"血脑屏障"的结构,大脑脑脊液中尿素等毒素水平下降较为缓慢,而血液中毒素因直接透析清除快速下降,从而产生了一定浓度差。但是像水这样的小分子却可以自由通过这个屏障,所以脑脊液的渗透压就比血液的渗透压明显升高,脑脊液中的水分增多从而形成了脑水肿,并进一步产生了一系列症状。此外,脑脊液与血液之间的酸碱度(pH)梯度增大也起了一部分作用,即脑脊液 pH 低于血液,呈现相对的酸中毒,从而进一步加重了患者的症状。

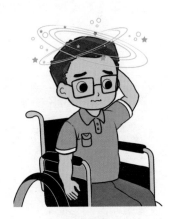

▲ 头痛

因此,对于刚开始透析的患者,医生往往会制订"诱导"透析的方案,对于血肌酐和尿素氮水平较高的患者,"诱导透析"可避免患者血液中尿毒症毒素水平快速下降,引发"失衡"。具体方案如下:①可以采用低效、小面积透析器。②可以适当减慢血流量。③可以减少常规的透析时间,再根据患者适应程度循序渐进增加至 4 小时。

如果患者一旦在治疗过程中出现了头痛、恶心、呕吐等症状,怎么办呢？也不必太紧张，可立即减少血流量、暂停超滤、静脉推注50％葡萄糖或人血白蛋白静滴，通过提高患者血浆渗透压、减轻脑水肿，来防止透析失衡的发生发展。

（2）那么对于长期维持性透析的患者，就不会再出现"透析失衡综合征"吗？答案是否定的，提高透析治疗的依从性和自我管理能力非常重要。主要做法如下：①坚持每周规律的透析，减少容量剧烈波动。一些透析患者由于怕麻烦或经济方面等原因，每周往往达不到规定的透析次数，使得透析不够充分，造成尿毒症毒素在体内蓄积，在下一次透析前体内毒素水平过高，反而更容易增加发生透析失衡的风险。②饮食方面如果不注意限制钠盐和水分的摄入，使得透析期间体重增加过快，就会出现透析中由于液体的急剧变动而导致的头痛、恶心、呕吐等不适症状。

## 81. 血液透析治疗会影响血压吗？ 如何处理难治性低血压和高血压？

血液透析患者由于肾脏功能丢失常常伴随包括心脏在内的心血管系统结构功能损害，出现与透析相关的血压变化十分常见。最常见的包括：透析中低血压、高血压，甚至可能发展成为难治性的低血压和高血压等。

• **血液透析相关低血压**　是血液透析治疗中最常见的并发症之一，可以造成包括心脏和大脑在内的人体重要器官暂时性缺血，显著增加死亡率。

一般来说透析中收缩压下降≥20 mmHg 或平均动脉压下降10 mmHg 以上，就要考虑发生了低血压，同时还会伴随出现头晕、心慌、出冷汗、恶心、呕吐等低血压的症状。常常与超滤过多、过快，干体重设置不当,以及心血管功能不佳有关。临床上可通过以下三种方法进行干预:①严格控制透析间期体重增长,一般不应超过干体重的5%。②动态评估并调整干体重,进行个体化超滤。③采取可调钠透析或者低温透析。

透析相关难治性低血压更易发生在透析多年的患者,透析间期即平时不透析时候的收缩期血压可以持续低于 100 mmHg,透析过程中血压可能更低,但临床症状较轻需加强观察并重视维护心脑的基本血供。甲状旁腺切除术后的患者也容易出现此类情况。难治性低血压的治疗也相对棘手,应用一些防治药物例如:盐酸米多君、屈昔多巴、生(参)脉类中药制剂等手段,对改善此类低血压的状况可能有一定效果。

• **血液透析相关高血压** 在透析治疗中十分常见,一般来说在透析过程中平均动脉压较透析前升高超过 15 mmHg 即可定义。

血液透析患者难治性高血压的发病机制并不完全清楚,有多种因素参与,主要与如下原因有关:①肾素-血管紧张素-醛固酮系统(RAAS 系统)激活:血液透析的过程中,超滤使得体内水分被排出,引起肾脏血流动力学变化,机体 RAAS 系统激活,从而作用使得血压回升。②机体各系统代偿性作用:血液透析后患者因超滤等过程排出大量水分,为了保证心、脑等重要脏器的充足血供,机体交感神经等各系统协同作用使得血压回升。③其他因素:还包括透析液成分如血钠等对电解质水平的影响、红细胞生成素的作用以及透析对降压药物的清除等有关。

透析相关高血压的治疗,首先包括改善生活方式,要保持良好的心态,合理的营养,限制水盐摄入,戒烟、戒酒、戒焦躁。在此基础上,寻找可能引起血压升高的诱发因素并积极去除。①维持水钠平衡是控制和改善血压的基本措施。②合理使用抗高血压药物,经过充分透析后血压仍不达标,应采取以 RAAS 阻断剂和钙离子拮抗剂为基础的多种降压药物联合应用,并且应该根据患者的具体情况和药物的代谢和动力学选择合适的降压药物。③对于透析间期也存在高血压的透析患者，必须加强透析超滤，控制透析间期体重增长，争取干体重尽早达标。④对于传统透析不能完全纠正的难治性透析高血压患者，可尝试改变透析模式如夜间长时透析、连续性肾脏替代治疗（CRRT）等，以更好地控制血压、减少降压药物的使用。⑤采用血压控制新方式，如应用肾交感神经消融术等新技术。

## 82. 如何居家进行血压监测？

日常监测血压对于透析患者来说非常重要。血压过高时会感到头晕、头痛等不适，甚至可出现高血压脑病、脑出血；而血压过低可以出现头晕、心悸、站立不稳、甚至晕厥，重要脏器缺血可导致脑梗死、心肌梗塞，也容易使动静脉内瘘出现凝血、堵塞。正确的居家血压监测如下。

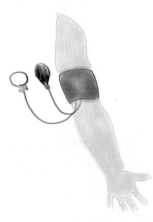

▲ 血压测量

• **测量时间**　居家测血压时，应每日早、晚测量血压。每次测量时应在坐位休息 5 分钟后，测 2～3 次，间隔 1 分钟。通常，早上血压测量应在起床后 1 小时内进行，服用降压药物之前，早餐前和剧烈活动前。考虑到我国居民晚饭时间较早，建议晚间血压测量在晚饭后、上床睡觉前进行。

• **测量方法**　采取平躺位或坐位，肘部和血压计应与心脏同一水平，测量时最好将上肢裸露，伸开并外展（注意禁止在内瘘的肢体上测量血压）。

• **测量后观察** 每天测量记录血压，寻找规律。难治性高血压患者应注意增加血压测量次数，并充分记录透析日透析前、后和非透析日的血压变化规律。血压较高的患者可在医生指导下服用长效降压药物，降压药物种类较多，患者需向医生问明自己所服用药物的副作用及注意事项，并向医生反馈疗效，以便及时调整用药剂量及变更用药。

## 83. 如何预防脑卒中？

脑卒中是由于脑部血管突然破裂或因血管阻塞导致血液不能流入大脑而引起脑组织损伤的一种急性脑血管疾病，包括出血性卒中（脑出血）和缺血性卒中（脑梗死）。

• **急性脑出血** 主要病因为高血压。由于体内毒素刺激和水钠潴留，大部分透析患者都合并高血压。①首要措施是积极预防和治疗高血压。一旦确诊，就需要坚持服药治疗，定期复查，切忌在治疗过程中擅自停药、改药，同时要规律充分透析，控制体重，透析间期体重增长不可超过干体重的5%。②在饮食上应做到低盐、低脂及优质蛋白。少吃动物内脏、腌制及加工类食品，忌食动物油脂，以植物油如菜籽油等为宜，多吃蔬菜、水果，搭配适量的优质蛋白如瘦肉、鱼、蛋，充足热量。

• **缺血性脑卒中** 主要与年老、高血压病、糖尿病、动脉硬化、心脏病（心房颤动、瓣膜病、缺血性心脏病等）、睡眠呼吸暂停综合征、高脂血症等合并症，以及吸烟、饮酒等危险因素相关。为避免发生应做到：①血压控制：一般急性缺血性脑卒中初期不宜过度降压，应缓慢降压，经1~3个月逐渐降低至140/90 mmHg。降压治疗过程中，如出现眩晕、倦怠、头重感、麻木、脱力、神经症状加重，应考虑鉴别降压引起脑供血不足的可能,减少降压药物剂量或变更种类。②抗凝治疗:对于心房颤动患者,谨慎给予华法林治疗,判断治疗获益时建议维持 INR 在 2.0～2.5。临床可选择利伐沙班、阿哌沙班等新型口服凝血酶抑制剂,两者预防脑卒中风险相当,但阿哌沙班出血风险明显低于利伐沙班和华法林。③血脂控制:他汀类药物,目前指南没有明显规定,可参照非透析患者进行应用。④抗血小板治疗:如需使用抗血小板药物,可参照非透析患者,但可能增加出血风险。

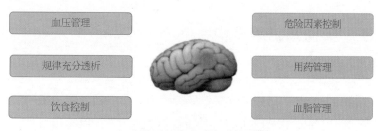

血压管理　　危险因素控制

规律充分透析　　用药管理

饮食控制　　血脂管理

▲ 血液透析患者脑卒中的预防

## 84. 透析治疗中经常抽筋,怎么办?

　　抽筋是血液透析过程中常见的并发症,大概有 1/4 的透析患者会出现这种情况,其中以老年患者和脱水较多的患者常见。常于胸部、腹部、足部肌肉和腓肠肌等部位发生,主要是由快速脱水、低血压、低钙血症和继发性肉碱缺失等危险因素引起。临床常常表现为疼痛难忍和局部肌肉强直性收缩,在这种情况下需要采取以下措施。

　　(1) 对于低血压引发的痉挛,应加强饮食管理,严格限制钠盐与水的摄入。在血液透析时,如果反复出现肌肉痉挛,需对血压水平进行监测,此类患者血液透析当天可调整或停止使用降压药物。

　　(2) 严格限制透析脱水量,每次脱水最多不能超过体重的 3%～

5％,65 岁以上患者最好不要超过 3％。例如,体重 60 kg 的患者,每次透析脱水量最好不超过 2～3 kg。如果患者已经出现肌肉强直,应快速静脉补入生理盐水 200～300 mL,以增加血容量,同时应降低透析血流速,对肢体采取局部保温、按摩也很有帮助。如仍不能奏效,可以静脉推注的方式予以 3％浓度高渗盐水或 50％浓度葡萄糖,同时患者应定期评估干体重。

（3）控制脱水速度,很多透析患者如果存在明显体液潴留（如浮肿、肺水肿）、容量超负荷或难治性高血压需要移除多余水分时也会发生抽筋。其主要原因是因为透析一段时间后,血管内多余水分已大部清除,此时血透脱水后需要组织间隙的液体进入血管再充盈来补充,如果脱水速度过快,超过血管再充盈速度,就会导致血管内容量不足、局部组织缺血诱发痉挛。处理的方法就是暂停超滤或补充白蛋白,让血管内水分充分提升后再开启超滤,也可通过长时间的缓慢超滤或利用新型血透机内置模块开启生物反馈可变超滤模式来解决。

（4）定期关注血液中钙浓度,及时补充维生素 D、钙剂等。

（5）继发性肉碱缺失患者,必要时可静脉注射左卡尼汀进行治疗。

一旦血液透析患者出现抽筋时,可以通过拉伸肌肉缓解。①拉伸肌肉:痉挛的肌肉用拇指与其余四指对合,适度用力,从上到下反复拿捏痉挛侧小腿后侧肌肉。②热敷:用热毛巾热敷痉挛侧,可以有助于肌肉放松。

## 85. 透析治疗结束后为什么容易出现疲乏无力?

许多透析患者可能都曾有这样的经历,觉得透析之后总是没力气,要休息一下午或者一整夜才能缓解,总想睡觉,做事情也没精神。这种透析后疲乏的危害不容忽视。一方面严重干扰了部分患者正常的生活,导致其无法保证规律透析,对血液透析治疗产生恐惧;另一方面由于透析后疲乏恢复需要的时间越久,相应的生活质量就越差,住院及死亡风险越高。导致透析治疗结束后出现疲乏无力的原因如下。

- **透析因素** 血液透析过程对于人体是一个能量消耗的过程,同时伴有各种水溶性维生素丢失。此外透析治疗参数如超滤量、超滤速度和置换量设置过大,透析液离子和碱根浓度不当以及失衡综合征等原因,均可能使患者出现疲乏无力。当患者食欲营养良好透析前无症状,透后明显疲乏无力时,应首先考虑干体重设置过低导致超滤过度引起患者出现症状。

- **疾病因素** 患者体内蓄积的各类小、中、大分子毒素可以导致食欲减退,内分泌功能紊乱及代谢性酸中毒,促进蛋白质分解、减少蛋白质合成,导致蛋白质能量消耗、肌少症,甚至营养不良。

- **贫血因素** 很多透析患者存在贫血,贫血是造成血液透析患者疲乏无力的重要因素。这可能是由于贫血导致患者血红蛋白携氧能力下降,加重疲劳。因此贫血程度越严重,乏力程度也会相对更严重。

- **心理因素** 透析治疗是一个漫长的过程,在治疗过程中容易出现悲观、抑郁、焦虑等不良情绪,会对患者的饮食和消化功能带来不利的影响,久而久之就会出现营养不良导致全身乏力。

如果患者出现了疲乏无力,我们通常建议根据患者自身情况进行适当调整:①透析处方,比如食欲营养良好,患者应重新评估容量平衡情况,无任何容量超负荷证据时可适当上调干体重,临床上可采用生物电阻抗检测等方法帮助干体重设定。②饮食结构,保证充足的蛋白、能量、脂肪、碳水化合物及微量元素的摄入。③保证充足的睡眠和适量的休息,避免过度劳累。④使用改善贫血的药物来纠正贫血,改善乏力症状。⑤适当运动,可以选择一些包括户外散步、打太极、慢跑等运动强度较小的运动。⑥多做一些放松自我、缓解身心疲惫的活动,包括和家人聚会等。

## 86. 皮肤瘙痒难忍, 怎么办?

皮肤瘙痒是一种激发欲望去搔抓的感觉, 是尿毒症患者十分常见的并发症之一, 与尿毒症毒素、免疫代谢紊乱、内源性阿片类系统失衡、皮肤干燥症及继发性甲状旁腺功能亢进等关系密切。血液透析患者皮肤瘙痒的发生率高达 $50\%\sim90\%$, 可出现在全身所有部位, 常见于背部、腹部及四肢。这种顽固且严重的瘙痒, 即使抓破皮肤、用冷水冲洗也无法缓解, 尤其在夜间更加明显, 许多患者无法入睡, 严重影响生活质量。

如何缓解皮肤瘙痒呢? 我们可以做到以下几点。

119

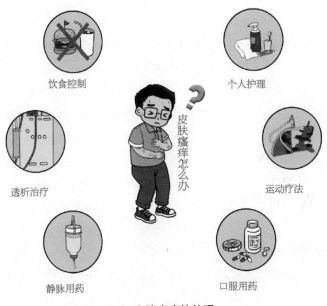

饮食控制　　　个人护理

透析治疗　　　运动疗法

静脉用药　　　口服用药

▲ 皮肤瘙痒的处理

●**饮食控制**　避免食用易致敏和刺激性食物, 尽量选择低磷饮食, 杜绝坚果、蛋黄、拆袋即食食品、油炸食品、高脂食品、荤汤、味精鸡精等高磷食品,忌食辛辣食物,禁酒、禁烟。

• **个人护理** 注意个人卫生,避免过热洗浴破坏皮肤表面的脂肪膜,勤换衣物。改善皮肤干燥,淋浴时可选择温和、无刺激性的沐浴露,沐浴后可涂抹保湿霜。

• **运动疗法** 可以转移瘙痒患者注意力,调节心态和情绪,气功和太极拳有利于缓解患者压力和安神,健步走可以提高患者生活质量和减轻瘙痒。

• **药物治疗** ①高磷血症:可能导致皮肤中的羟磷灰石沉积和钙化,当羟磷灰石在皮肤毛囊处沉积时会刺激毛囊周围神经末梢,进而引发瘙痒,可服用各类降磷药物。②甲状旁腺功能亢进:可能导致血磷升高,从而加剧瘙痒症状,可服用骨化三醇、西那卡塞等药物降低甲状旁腺激素。③高钙血症:可能导致皮肤中的钙盐沉积,同样会刺激皮肤神经末梢引起瘙痒,需服用非含钙磷结合剂。④其他:过敏者可服用西替利嗪、氯雷他定等药物止痒;不宁腿综合征者可服用加巴喷丁、普瑞巴林等治疗神经痛的药物,可以在一定程度上缓解瘙痒症状。另外,盐酸纳呋拉啡,是一类 κ 阿片受体激动剂,其止痒机制与现有抗组胺药或过敏药完全不同,已被证实对血液透析瘙痒治疗提供了新的选择,目前已在国内上市。抗抑郁药舍曲林也有一定止痒作用。此外,硫代硫酸钠具有脱敏作用,必要时静脉用药也可改善尿毒症瘙痒。

• **透析治疗** 常规血液透析只能起到清除小分子毒素及水分的作用。临床上可通过延长透析时间,如采用夜间长时透析,高通量血液透析或者组合式 HA130 血液灌流模式等,来提高血液透析清除率、改善瘙痒的效果。

• **手术治疗** 如甲状旁腺功能亢进患者在药物治疗无效的情况下,对直径 1 cm 以上的自主分泌腺瘤进行切除,可以有效缓解瘙痒症状。

• **肾移植** 尿毒症患者在接受手术后,肾脏正常功能得到部分恢复以后,尿毒症相关的不适症状有所改善。

## 87. 为什么透析后个子越来越矮了？

身高变矮与肾性骨病密切相关。在透析患者中，骨质疏松并不少见。当骨骼骨质出现疏松后，骨结构就会变得松散、发生变形。椎体压缩变形，椎体的高度减少，这就是透析患者们身高"缩水"的原因之一。此外，更重要的原因是透析患者很容易出现"低钙高磷"的情况，机体为了调节钙磷平衡会促使甲状旁腺功能亢进，分泌出大量的甲状旁腺激素，刺激破骨细胞活性，促进溶骨使得钙释放进入到血液引起血钙升高。随着溶骨释放的钙离子的增多，骨骼的密度和强度都会受到影响，这时透析患者们就会出现骨痛、骨骼变形、身高变矮等问题了。这种情况医学上统称为慢性肾脏病骨矿物质代谢紊乱，简称肾性骨病。

肾性骨病是慢性肾脏病常见的并发症之一，是一种系统性疾病，与心血管并发症密切有关。有资料显示，超过半数以上的透析患者存在不同程度的肾性骨病，这些与患者钙、磷、甲状旁腺素代谢紊乱密不可分。甲状旁腺激素水平升高没有及时采取相对应的措施，不仅会使透析患者身高变矮，而且随着病情发展最后可能会骨骼畸形，无法行走只能卧床。严重"退缩"甚至会引起脊髓压迫，减少胸腔容积，影响心肺功能，患者甚至会出现呼吸衰竭，危及生命。这种变化和透析方式并无直接关联，但透析不充分骨骼畸形的发生会更早，症状可能会更严重。为此，透析患者需要落实以下几点。①定期监测：监测甲状旁腺激素、血钙、血磷和维生素 D 水平等相关指标，做到早发现、早诊断、早治疗。②控制血磷：饮食上控制磷摄入量在 800～1 000 mg/d，根据血磷情况及自身情况选择适当磷结合剂，充分透析以控制血磷。③调整血钙：根据血钙情况选择个体化药物或合适透析液。④维生素 D：根据患者甲状旁腺素水平选择合适剂量活性维生素 D 制剂。⑤手术治疗：必要时切除甲状旁腺。

## 88. 手指疼痛无法握拳跟透析有关吗？如何缓解？

在透龄较长的血液透析患者中，时常会看到患者透析后或夜间手掌及手指的麻木、疼痛，甚至无法忍受。很大一部分患者的症状是因为"透析相关性淀粉样变性"导致腕管综合征引起的。透析相关性淀粉样变性，是指体内产生的 $\beta_2$ 微球蛋白不能被普通透析清除，导致在体内积聚过剩，形成淀粉样纤维在组织中慢性沉积，引起相关病变。临床主要表现为：腕管综合征、淀粉样关节炎、病理性骨折、$\beta_2$ 微球蛋白骨外沉积等。在血液透析患者中，透析龄时间越长，发生腕管综合征的概率越高。

血透相关腕管综合征的临床表现常包括以下几点。

（1）正中神经支配区（拇指、示指、中指和环指桡侧半）感觉异常和/或麻木。夜间手指麻木是大部分腕管综合征的首发症状。

（2）患者血液透析过程中或透析结束后引起手指疼痛麻木加重，部分患者早期只感到中指或中、环指指尖麻木不适，而到后期才感觉拇指、示指、中指和环指桡侧端均出现症状，某些患者也会有前臂甚至整个上肢的麻木或感觉异常。

（3）疾病后期患者可出现明确的手指感觉减退或消失，拇短展肌和拇对掌肌萎缩或力弱。患者可出现大鱼际桡侧肌肉萎缩，拇指不灵活，与其他手指对捏的力量下降甚至不能完成对捏动作，严重者可有手指活动障碍、不能握拳等。

部分患者可通过激素封闭注射缓解症状，但治疗效果不如开放手术。血液透析合并腕管综合征一旦确诊，推荐有条件患者进行腕管减压手术，术后大部分疼痛及麻木症状即可缓解，但长期疾患已造成肌肉萎缩及活动障碍等临床表现不能完全治愈，神经传导异常在数月或者更长时间之后才能有所改善，但也存在无法逆转的情况。

## 89. 透析治疗后会出现记忆力下降吗？

记忆力下降甚至认知功能障碍，会潜移默化地影响血液透析患者的心理健康、营养状态，以及透析治疗的各个方面，但受年龄增长因素的影响，该症状容易被人们忽视。血液透析患者记忆力减退和认知功能障碍以轻者居多，但随着年龄的增长和透析时间延长，也会呈现出注意力不集中、表情淡漠、情绪失控、记忆力减退、反应迟钝、思绪迟缓、工作效率低下等症状，严重者甚至会出现幻觉和精神错乱。现阶段对于血液透析患者认知功能障碍的发病机制尚不明晰，但可以认为其与透析不充分以及长期综合管理不到位所呈现出的毒素潴留、水电解质紊乱、微量元素缺乏，以及一系列心脑血管并发症有着密切关联。为此，切实做好如下几个方面，能够较好应对记忆力减退和认知功能障碍的问题：

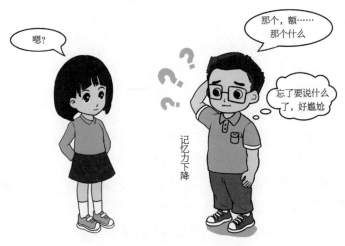

▲ 透析患者记忆力下降

• **恰当的透析治疗** 高通量透析能够有效地改善预后。使用高通量透析膜进行透析治疗，能够在清除小分子毒素的同时对中分子溶质进行有效清除，故可持续改善维持性透析人群的认知功能。此外，保持透析过程中血流动力学稳定，防止血压波动诱发脑卒中，预防血管性痴呆，这些都对改善透析人群的长期认知功能具有重要意义。

• **适当的药物治疗**　在保证充分透析治疗的基础上，应用改善认知、营养神经的药物，对减轻透析患者中枢及外周神经症状有较好的疗效。同时，积极纠正贫血等并发症，提高全身功能。

• **良好的生活习惯**　透析患者在日常饮食管理的同时，应当追求营养的均衡和食物的丰富程度。同时在保证良好的睡眠并在身体状况允许的情形下，适当进行体育锻炼，如慢跑、太极、登山、游泳等，也对改善脑部血流量具有一定效用。

## 90. 血液透析患者是否更容易发生肿瘤？

随着血液透析患者数量的增加及其生存期的延长，透析患者发生恶性肿瘤的问题受到广泛关注。据不完全统计，血液透析患者肿瘤的发病率是正常人群的3～4倍，也有报道目前约有6%的透析患者合并恶性肿瘤。恶性肿瘤已成为继心血管疾病、感染性疾病后血液透析患者的第三位致死原因。

血液透析患者由于其尿毒症状态、免疫功能受损、慢性炎症、抗氧化防御能力降低、致癌化合物积聚、DNA修复受损、染色体异常、营养缺乏、持续代谢改变以及先前的免疫抑制或细胞毒性药物治疗等因素，导致肿瘤的易感性增加。大量的研究证实，年龄、透析龄、恶性肿瘤家族史和白蛋白水平等是透析患者恶性肿瘤发生的独立危险因素。因此，对于维持性血液透析患者，特别是有恶性肿瘤家族史的患者、老年人、长透析龄的患者,应定期完善相关检查,评估病情,调整个体化的治疗方案,对恶性肿瘤做到早重视、早筛查、早诊断、早治疗,从而可以降低血液透析患者发生肿瘤带来的危害,延长生存期。

对于血液透析患者而言,肿瘤重在预防,因此要做到如下要点:①定期检查肿瘤相关指标,出现不适症状如血尿、咳血、呕血、黑便、黄疸、消瘦、骨痛等可开展内镜、影像学和专项检查排查肿瘤。②努力提高血液透析质量,保证透析充分性。③提高免疫力,减少患病概率。④日常生活中避免接触致癌物质,如止痛药、染料、重金属、农药等。⑤适量补充维生素,比如维生素 B、维生素 C 等。

## 91. 血液透析患者如何预防高传染性呼吸道疾病?

感染是血液透析患者重要的直接死因及死亡促进因素,以肺部感染、血源性感染、导管相关性感染多见,其他感染如肝炎病毒、泌尿系统感染等也较为常见。其中以高传染性呼吸道疾病危害为甚,如全球新型冠状病毒感染期间,一方面血透患者大量感染部分进展为重症病毒性肺炎,呼吸衰竭,另一面感染流行期间人员流动管控和交通受限,透析资源不可及等所致次生伤害,均大大提高了血透患者死亡率。

由于血液透析患者免疫功能低下、营养不良、高龄、合并糖尿病等因素的存在,透析患者一直被世界疾病管制中心列为感染的高危人群。因此对于血液透析患者而言更需要防微杜渐,做好呼吸道疾病尤其是高传染性呼吸道疾病的预防。

(1)疾病流行期间应开展透析患者体温监测、症状筛查和快速诊断,加强医务人员的防护,合理分配医疗资源并对感染人群开展分区治疗。

（2）切断传播途径，日常生活中血液透析患者在家应勤开窗、多通风，外出戴口罩，尤其是从医院结束透析后，回家一定要洗手，出门锻炼尽量去通风、人少的地方。如有发热、咳嗽等不适，请及时就医。需要注意的是，已明确有呼吸道疾病的血液透析患者尽量居家活动。

（3）血液透析患者应提高机体免疫力、纠正贫血、均衡饮食、严格戒烟限酒、规律运动、保持良好心态，以提高免疫防御屏障。每周可以进行 3～4 次的体育锻炼，如慢跑、太极、瑜伽等，同时保证每天 7～8 小时的充足睡眠。

（4）除常规透析治疗到医院外，尽量少去人多且封闭的场所，选择并坚持健康的生活行为方式。高危人群选择腹膜透析或居家血液透析也是应对高传染性呼吸道疾病的一大举措。

（5）维持性透析患者开展疫苗注射，无禁忌证时推荐注射新型冠状病毒、流感疫苗等，减少感染的发生。

## 听专家说

血液透析技术使终末期肾病患者生存期明显延长，然而血液透析并非完全的肾替代治疗，它不能完全清除体内蓄积的尿毒症毒素、纠正尿毒症引起的代谢紊乱，也无法代替内分泌功能。因此，在治疗过程中经常遇到一些常规血液透析不易和不能解决的问题，而且随着透析时间延长，毒素积累、代谢紊乱和内分泌失调所引起的问题逐渐增多，可引发一系列并发症，严重影响患者生活质量与生存时间。正确诊断和处理这些并发症，切实落实医患共管、医患共治、医患同行的综合应对策略，落实血液透析患者血糖、血压、血脂、电解质等内环境的规律密切监测，对改善透析患者生活质量和延长寿命均具有重要意义。

# 生活管理

　　血液透析是肾脏替代治疗最常见的一种方式,常规每周 2～3 次、每次 4 小时。很多患者常常会谈"析"色变,担心一旦开始血液透析,美好生活从此画上了句号,终生要以医院为"家"。那么,一旦接受血液透析,生活难道真的没有希望了吗?

## 92. 接受血液透析治疗后可以工作或旅游吗?

　　随着血液透析技术的发展和医保政策的完善,越来越多的尿毒症患者开始有机会接受规范的透析治疗,并且在医护人员帮助下,逐渐走出透析治疗带来的困惑。

　　• **接受透析后可以继续工作**　目前国内血液透析患者恢复工作的不到 10%,有些人把自己当作患者,依赖于家人的照顾,这样非常不利于生理和心理的康复。我们提倡和鼓励患者积极回归社会,选择适合自己身体和兴趣爱好的工作,从工作中找到的乐趣和自身价值,但切忌工作负荷过重和熬夜。

　　• **接受透析后可以外出旅游**　目前国内各城市的大部分医院都有血液透析中心,且具有较好的透析条件。因此,身体条件允许的患者并非与旅行无缘,只要病情稳定、身体功能允许,外出旅游是可以实现的,但切忌盲目出游,需要做到以下几点。

(1) 选择交通方便、行程相对轻松的出游地。

(2) 出游前先与目的地透析中心联系,确认该中心透析需完成的相关检验项目、需携带的资料以及血液透析治疗时间。

(3) 带好当前所在透析中心开具的透析处方(包括使用的透析器型号、抗凝药物种类及用量、干体重、透析频次和单次透析时间)以及日常服用药物。

(4) 出发前查看当地天气情况,准备适宜的衣物行李。

(5) 旅游期间做好饮食控制,切勿暴饮暴食,同时注意饮食卫生。

(6) 有结伴同行时,应将病情告知同伴,以便紧急情况时给予正确及时协助,保证安全。

(7) 避免前往人多聚集和密闭的场所,建议按要求佩戴口罩,防止感染。

## 93. 如何缓解焦虑和抑郁等负面情绪?

焦虑、抑郁是血液透析患者常见的负性情绪,这些情绪会使患者对治疗失去信心、降低治疗依从性、导致治疗效率低下、生活质量下降,严重时会造成住院和死亡风险增加。在日常治疗过程中,患者可以通过以下方法缓解焦虑和抑郁等负面情绪。

• **了解疾病和透析过程**　对疾病和透析过程充分了解,可有助于减少未知带来的恐惧。与医护人员沟通、阅读相关医学科普资料、观看宣教视频等,都可以帮助患者及其照护者更好地理解和接受透析治疗。

• **保持积极心态**　保持乐观态度、关注生活中积极方面,适当进行放松训练,如冥想或瑜伽等,都可有助于缓解紧张和焦虑情绪。

• **坚持身体锻炼** 适度的身体活动有助于释放压力,增强生理和心理的调适。但运动前必须咨询医护人员,选择适合自己身体状况的运动方式和运动量,如散步、慢跑等。

• **合理膳食与充足休息** 保持良好的饮食习惯和充足的休息,有助于增强机体抵抗力,缓解疲劳,提高生理和心理的健康。

• **寻求社会支持** 与家人、朋友和医护人员分享感受和经历,让他们了解需求和情绪,同时积极参加医院和社会组织的各类益趣活动,通过与他人交流,获得更多的治疗信心。

• **定期心理治疗** 专业的心理治疗,如认知行为疗法或心理咨询,可以识别和改变消极的思维模式,增强应对困难的能力。如果患者出现持续的焦虑或抑郁症状,且严重影响到日常生活,请及时寻求专业心理医生的帮助,必要时可服用抗焦虑和抗抑郁药物进行对症治疗。

## 94. 如何应对睡眠障碍?

血液透析患者睡眠障碍明显高出正常人群,失眠率可高达 $50\%\sim80\%$。透析患者普遍存在夜里易醒、睡眠效率低、醒后再次入睡困难、白天嗜睡、睡眠质量差等问题。失眠与透龄、并发症、焦虑、抑郁、吸烟、酗酒等因素有关。睡眠障碍会对透析患者健康造成严重影响,应积极应对,及时改善睡眠质量。

• **优化治疗方案** 透析不充分可造成体内毒素蓄积,引起各种不适和疲劳,影响睡眠质量。可以通过高通量透析、超纯透析、血液透析滤过或血液灌流等治疗,提高中大分子毒素的清除,纠正营养不良、改善贫血、钙磷代谢紊乱及不宁腿综合征等各类并发症,达到逐步改善睡眠障碍的目的。

- **培养良好生活习惯** 养成良好的生活习惯，不吸烟、不喝酒、晚餐不过饱、不熬夜、睡前不喝刺激性饮料。创造安静、舒适的睡眠环境，尽量不在床上看书、玩手机。每天尽量养成固定的睡觉和起床时间，白天尽量减少睡觉时间。

- **心理调适** 适当参加一些社会活动，在身体情况允许的情况下从事轻松的工作，积极参加户外活动。可以通过倾诉、听轻音乐、阅读、按摩、足浴等方式缓解心理压力。可与医护人员、家属、好友倾诉，进行心理调适。

- **合理的药物治疗** 严重失眠影响到生活时，可在医生的指导下合理使用药物治疗，如地西泮、艾司唑仑等，遵医嘱从小剂量开始服用。

- **中医疗法** 可尝试用针灸疗法进行睡眠调适。通过对耳部穴位进行规律的刺激，达到调节神经兴奋与抑制状态而治疗失眠。

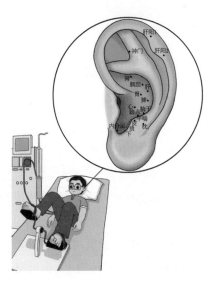

治疗失眠常用耳穴：
- 神门：在三角窝内，靠对耳轮上脚的下中 1/3 交叉处（上下脚分叉处）
- 皮质下点：在对耳屏的内侧面
- 枕点：在对耳屏外侧面的后上方，对耳屏软骨边缘处
- 脑点：对耳屏尖端的屏轮切迹正中处（脑干）连线的中点
- 内分泌：外耳门后下方近屏间切迹处
- 肾穴：对耳轮下脚下缘
- 心点：在耳甲腔中心凹陷处
- 胃穴：在耳轮脚消失处
- 肝穴：在胃穴的外上方
- 脾穴：在肝穴的下方
- 肝阳：肝阳1在耳轮结节上缘，肝阳2在耳轮结节下缘

▲ 中医疗法治疗睡眠障碍

# 95. 为什么开始透析后容易出现便秘?

便秘是血液透析患者常见的并发症之一,其发生率在70%以上,且常被人们忽视。同时便秘也会妨碍各种营养物质的吸收,严重影响生存质量。

● **血液透析患者便秘的原因**

(1)高龄:随着年龄的增长,机体消化功能减退,胃肠蠕动减弱,容易发生便秘。

(2)日常活动减少:久坐及卧床易出现便秘。

(3)水分摄入不足:因疾病原因需严格控制水分摄入,大便容易干燥,从而出现排便困难。

(4)进食种类受限:透析期间控制含有较高膳食纤维但富含磷的食物的摄入,日常饮食精细,如燕麦、荞麦等,导致肠蠕动变慢,也会提高便秘发生率。

(5)神经系统功能障碍:长期维持性透析及负性情绪变化会影响胃肠道的神经支配,导致肠蠕动减慢,患者不能及时出现便意。

(6)药物不良反应:血液透析患者在治疗中常使用磷结合剂、非甾体类抗炎药、铁剂等药物,可抑制或减弱胃肠运动功能,导致直肠压力感受器的敏感性降低,抑制排便反射。

● **便秘可以采取的措施**

(1)放松心态、养成定时排便的习惯:每天练习有效的排便动作,建立正常排便反射。每天可在早饭后15~20分钟进行坐便10~20分钟,养成定时排便好习惯。

(2)调整饮食结构:在控制干体重不超标的基础上,适当增加水分,同时增加韭菜、菠菜、芹菜、水果等富含膳食纤维食物的摄入,或者直接摄取膳食纤维粉。年老体弱的患者,身体适宜的情况下,可服用益生菌或酸奶来助消化、通便。

（3）控制透析超滤量：在透析过程中如出现因脱水过多导致的口干、声音嘶哑、肌肉痉挛、低血压等，需要重新评估干体重，减少超滤量。

（4）适当活动：日常减少坐卧时间，适当进行一些适合自身的有氧运动，如慢走、做操、打太极拳等，促进胃肠道蠕动，改善消化功能，特殊患者还可做腹部自主运动和按摩。

（5）合理用药：大便干结者可选用清热解毒类中成药，慎用泻药，尽量避免口服含阳离子（如钙、铁、铋）的药物及可引起便秘的降压药。一定要在医护人员的指导下服用润肠通便药，避免造成过度依赖后反而会加重便秘。有研究表明，维生素 $B_1$ 缺乏可影响神经，减缓胃肠蠕动。因此，患者可适当补充维生素 $B_1$ 或 B 族复合维生素。

## 96. 血液透析患者可以怀孕吗？

接受血液透析治疗后，还有机会做妈妈呢？这个问题一直困扰着年轻女性透析患者。

一般来说，年轻女性血透患者因尿毒症毒素影响，大多合并月经及内分泌功能紊乱，自然受孕率很低。如果想怀孕，孕前应充分做好评估，因怀孕会对身体产生额外负担，身体状况必须要有条件去承受。孕前进行全面的医学评估，包括肾功能、心血管状况、营养状况等方面，确保身体状况适合怀孕。

年轻女性透析患者一旦怀孕，在长期妊娠过程中，也会加重肾脏和心血管系统的负担，最终会影响母亲和胎儿的健康，造成不良的临床结局。故应定期接受产科医生和肾脏科医生的联合治疗和监测，同时根据实际情况及时调整血液透析方案。

• **透析剂量**　建议年轻女性血液透析患者每周透析治疗时长应在 20 小时以上,提高透析充分性。充分透析可以提高优质蛋白饮食的耐受性,以保证孕期营养需求。透析时间增加,可减缓透析超滤速度,降低透析过程中发生低血压的危险,纠正电解质紊乱,减少对胎儿的不良影响。每周必须检测血钙和血磷,以免出现低磷血症和低钙血症。

• **透析抗凝**　由于普通肝素和低分子肝素均不能通过胎盘,故除非母体有活动性出血外,无需减少抗凝剂量。

• **预防贫血**　妊娠期贫血往往会加重,同时增加了早产、死胎和母体心力衰竭的风险,故应用促红细胞生成素(EPO)治疗时,剂量一般应增加。正常妊娠妇女需铁量为 $700\sim1\,150$ mg/d,叶酸需要量为 $4$ mg/d,透析的妊娠妇女铁和叶酸缺乏更加明显,应适当增加补充铁剂和叶酸,使血红蛋白目标值达到 $100\sim110$ g/L。

• **营养补充**　血液透析妊娠妇女在怀孕过程中需密切观察孕酮水平,若发现孕酮水平过低,需要在医生指导下进行补充。均衡营养摄入,多食鱼、肉、鸡蛋等,对蛋白质的摄取应达到 $1.5$ g/(kg·d)、维生素 C $150$ mg/d、维生素 B $13$ mg/d、钙 $2$ g/d 以上,体重也必须配合胎儿的生长做调整。按照医嘱按时进行产检,确保宝宝健康发育,避免出现营养缺乏引起的胎儿发育不良。

• **心理调节**　患者照顾者应耐心倾听患者的诉说,了解其一言一行,通过肢体和非肢体语言表达关心和支持。每次检查治疗,家属应尽量陪同,以缓解其紧张、焦虑情绪。

　　总的来说,出于安全考虑,建议血液透析患者肾移植后再考虑妊娠,不建议主动受孕,对于意外怀孕且全身情况良好,生育愿望强烈的患者能否或继续妊娠,需要根据具体情况进行慎重评估。

## 97. 血液透析后想换肾，需要做哪些准备？

血液透析是目前最常见的肾脏替代治疗方式，但不是所有患者都愿意终身依赖血液透析，特别是年轻的患者，更愿意选择肾移植作为肾脏替代治疗的方式。但是选择肾脏移植也是有条件的，需要根据具体情况来综合判断。首先要了解肾脏失功的原因，是急性肾损伤还是慢性肾衰竭。如果是急性肾损伤，如休克、创伤、严重感染、溶血和中毒等引起的急性肾损伤，通过一段时间的透析，肾功能有可能就会慢慢恢复正常。对于慢性肾衰竭，如高血压肾病、糖尿病肾病引起的肾功能异常，肾脏功能已步入不可逆转期，这部分患者是需要终身接受透析治疗的，同时也可考虑肾移植替代受损的肾脏。

肾移植（renal transplantation）通俗的说法又叫换肾，就是将健康者的肾脏移植给有肾脏病变并丧失功能的患者。人体有左右两个肾脏，通常一个肾脏就可以支持正常的代谢需求，当双侧肾脏功能均丧失时，肾移植是一种理想的治疗方法。为了能够顺利进行肾脏移植，移植前需要做好以下工作。

• **控制感染**　尿毒症患者易发生呼吸道、胃肠道、皮肤和泌尿生殖系感染，有些潜在感染灶不易被发现，如指或趾间隙、隐蔽腔道等，因此手术前应仔细检查，包括咽拭子、痰、中段尿、真菌培养等。

• **纠正贫血**　肾移植术前患者血红蛋白最好维持在 100 g/L 以上。

• **充分透析**　肾移植术前需要进行充分透析。通常情况下，尿毒症患者会因为透析不充分而出现氮质血症、低蛋白血症、高血钾、酸中毒和水钠潴留等情况。因此等待肾移植的患者，均需加强透析予以纠正，以维持内环境的相对稳定，为肾移植创造理想的条件。透析准备阶段至少 3 个月，有研究认为透析 2 年以上肾移植存活率较高。

• **基因检测**　对于有明确遗传家族史的尿毒症患者，或者肾衰竭病因不明可能存在未知基因缺陷影响移植肾存活的受者及亲属供者,应尽可能实施基因检测以帮助医生决定移植策略。

● 配型准备工作

(1)评估供、受者的合法性:需要准备供、受者的户籍证明、身份证、户口本、派出所出具的关系证明、卫生部门统一制定的活体器官移植管理应用文书。按照国家法律规定,捐献人体器官的公民应当年满 18 周岁,且具有完全民事行为能力。活体器官捐献人与接收人仅限于以下关系:配偶(仅限于结婚 3 年以上或者婚后已育有子女的)、直系血亲或者三代以内的旁系血亲、因帮扶等形成亲情关系、继父母与继子女之间的关系。

(2)检查供、受者的血型:需符合输血原则。

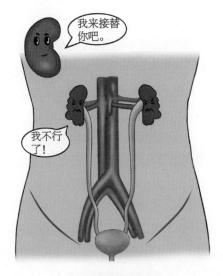

▲ 肾移植示意图

(3)身体检查和配型:提供肾脏者需携带身份证到医院采空腹血进行配型检查,同时需确认是否有传染病及两侧肾脏的功能状况。

(4)审批材料:所有检查完成并合格,医院审批,上交当地卫生行政部门审批并出示公文，审批通过后，医院将会与患者电话联系并告知入院手术时间。

## 98. 血液透析治疗经济负担大吗？如何降低？

血液透析是一种需要长期进行的肾脏替代疗法，患者需要定期到医院接受治疗，且治疗费用较高，对于一些家庭经济条件较差的患者来说，负担可能会比较重。此外，血液透析患者还需要支付其他相关的医疗费用，如药品费、检查费、住院费等。这些费用对于一些低收入家庭来说可能会产生较大的经济压力。减轻血液透析患者的经济负担是一个复杂的问题，需要政府、医院、医护人员和患者共同努力。

• 从国家层面　目前尿毒症已纳入大病医保支付范畴，大大减轻了患者的医疗花费。后期仍将加大对血液透析患者的支持力度，提供更多的医疗保障和福利政策，例如提高医保报销比例、给予患者适当的经济补助等。

• 从医院层面　合理使用药物和医疗资源，避免过度治疗和不必要的检查，提供精准高效的血液透析治疗。积极推广血液透析科普知识，通过高质量医疗支持，减少和延缓并发症发生率，降低住院率和死亡率。

• 从患者层面　患者自身也可以积极采取一些措施来减轻经济负担。例如，主动参与到健康管理中，保持良好的生活习惯和饮食结构，坚持定期随访，提高治疗和服药的依从性，通过加强自我管理来降低并发症发生率。身体条件允许者在进入规律透析后，可选择适合的工作，在积极回归社会的同时也可增加一定收入以减轻经济负担。此外，还可以通过购买商业保险、社会援助等来获得更多的经济支持。

# 99. 血液透析治疗可以居家完成吗?

居家血液透析(home hemodialysis，HHD)是一种经医护人员指导后，在家庭环境中开展血液透析的治疗方式。居家血液透析开始于 20 世纪 60 年代的美国和英国，2020 年初居家血液透析技术引入中国，目前国内已有部分患者，开展了居家血液透析治疗，患者在治疗 6 个月后，各项生化指标总体保持平稳。居家血液透析是一项非常好的治疗方式，但是它的顺利开展需要一定的条件支撑。

● **固定照护者**　实施居家血液透析，需要选择一名相对固定的照护者，来协助完成整个透析治疗。其主要任务包括协助机器设置、辅助患者血管穿刺、记录治疗过程信息、透析结束后切断连接、消毒机器及处理医疗废弃物等。

● **系统培训教育**　①居家血液透析患者及其照护者需在血液透析中心，接受专职医护人员 4～8 周全面、系统的专业培训。②培训内容包括家庭透析室的布局要求、透析设施设备的配备要求、体外循环装置的预冲、血管通路的护理、上下机操作、透析参数的设置与记录、医疗废弃物的处置、治疗过程中报警处理以及各类相关应急事件的处置等。可根据患者的医疗需求和设备类型进行个性化的调整。③患者及其陪护者从观摩培训护士操作开始，在了解整个治疗过程后，开始协助护士操作，按此进程逐步承担更多一次完整透析过程的责任，直到能独立完成。

● **专用仪器设备**　家用血液透析机的首要设计原则是用户友好、操作方便、体积小、移动方便。具体使用的机型一般由医护人员综合判定而推荐决定。

● **远程监测系统**　患者实施治疗时最好有远程监测以最大程度地保障治疗安全。

由于居家血液透析具有较高的技术要求,且设备耗材价格不菲、配套培训及监测尚存不足,所以国内目前有条件开展的地区和个人较少,但相信随着我国经济快速发展、医保服务范围不断深化,优质化医疗需求将会持续井喷,相信在不远的将来该技术也必将走进寻常百姓的家庭。

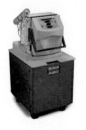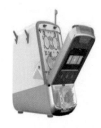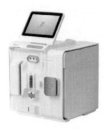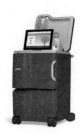

▲ 居家血液透析仪器

## 100. 家庭照护者如何做好陪伴？

目前,我国血液透析患者大都采用每周 2～3 次的门诊透析方案。在患者长期的门诊治疗期间,常常需要家庭的支持,而家庭照护者的陪伴,可提高透析间期患者的自我约束和管理能力,减少并发症的发生,保持病情稳定,延长透析患者生存质量。

• **治疗支持** 陪护者应了解患者的疾病和治疗方法,及时发现患者潜在的病情变化,避免错过最佳就医时机。如照护对象为居家血液透析患者,则应协助其完成居家透析治疗。

• **心理疏导** 患者因长期治疗经济负担加重,加之工作、生活等一系列的变化易出现紧张、恐惧、焦虑、抑郁、悲观、失望、孤独、睡眠障碍等情况。陪护者应耐心疏导患者的内心顾虑,并予以适当帮助,让其感受到家庭温暖的同时也能够增加治疗的信心。

● **生活照护**　行动不便的血液透析患者,在透析期间需要特殊照顾。照护者要协助其完成日常生活中的一些活动,如饮食、穿脱衣物、洗漱等,保持清洁和舒适。关注患者的营养状况,制定合理的饮食计划,保证患者获得足够的营养。

● **日常监测**　陪护者应对患者血压、体重、血管通路等进行日常护理和监测,发现异常时应协助其及时就诊。

● **运动督导**　病情稳定、身体状况允许的患者,陪护者应每日监督和协助其完成力所能及的运动,如慢走、八段锦等。

● **用药护理**　协助患者制定用药一栏表,包含药品名称、用量、服用时间和作用等内容,提高患者用药的依从性。

 听专家说

　　血液透析患者在专业医护工作者的帮助下,坦然面对疾病和透析生活,学会更加合理的健康自我管理方法,可以提升透析期间的生活质量,过上美满幸福的生活。规律透析、选择适宜的透析方式,可确保透析的充分性、减少并发症、维持身体各方面的功能。治疗期间,应努力战胜焦虑和抑郁等负面情绪,在自身状况允许的情况下参加力所能及的工作和社交活动,充实自己、回归家庭、回归社会,维持自我价值感及社会认同感。病情平稳的时候可择机外出旅游,领略大自然的美好风光,甚至有机会孕育新生命,增强对生活的信心。未来血液透析患者还会迎来更灵活、更便捷、更高效的血液透析方式,高质量的透析必将给患者带来高质量的生活。

# 参考文献

［1］梅长林,高翔,叶朝阳.实用透析手册[M].3 版.北京:人民卫生出版社,2017.

［2］林惠凤.实用血液净化护理[M].2 版.上海:上海科学技术出版社,2016.

［3］陈香美.血液净化标准操作规程(2021 版)[M].北京:人民卫生出版社,2021.

［4］金其庄,王玉柱,叶朝阳,等.中国血液透析用血管通路专家共识(第 2 版)[J].中国血液净化,2019,18(06):365-381.

［5］中国医院协会血液净化中心分会和中关村肾病血液净化创新联盟"血液净化模式选择工作组".血液净化模式选择专家共识[J].中国血液净化,2019,18(07):442-472.

［6］北京围手术期医学研究会肾脏病与血液净化分会专家共识工作组.新建自体动静脉内瘘围手术期管理专家共识[J].中国血液净化,2023,22(12):881-890.

［7］黄耀禹,毛慧娟,邢昌赢.维持性血液透析患者的高钾血症管理进展[J].中国血液净化,2021,20(12):793-796.

［8］周婷,张爱华.维持性血液透析患者的血压管理[J].中国血液净化,2021,20(05):294-296.

［9］张旋,郭月月,周扣香,等.维持性血液透析患者运动康复的循证实践[J].中国血液净化,2023,22(06):472-476.

［10］陈秋佚,左明良.维持性血液透析患者自体动静脉内瘘运动干预的研究进展[J].中国血液净化,2022,21(02):119-122.

［11］王婷婷,马迎春.维持性血液透析患者运动康复的实施及影响因素[J].中国血液净化,2019,18(03):204-206.

［12］丁宁,郑洁,张国娟.Kt 评估维持性血液透析患者透析充分性的研究[J].中国血液净化,2019,18(01):11-15.

［13］田荣荣,张红梅,常立阳.血液透析患者蛋白质摄入量的研究进展[J].中国血液净化,2020,19(04):256-258.

［14］芦倩倩,常沁涛,方敬爱,等.维持性血液透析患者微炎症状态的研究进展[J].中国血液净化,2021,20(07):483-485.

[15] 张嘉铃,喻倩,李寒,等.血液透析急性并发症研究进展[J].中国血液净化,2020,19(02):127-129.

[16] 孙柯,刘子毓,汤晓静,等.夜间血液透析改善血液透析患者贫血治疗[J].临床肾脏病杂志,2019,19(06):396-400.

[17] 姜鸿,马潇潇.维持性透析患者贫血诊治策略[J].中国血液净化,2022,21(12):865-868.

[18] 王莹莹,张文君.终末期肾病妊娠患者透析治疗研究进展[J].中国血液净化,2022,21(07):517-520.

[19] 龚艳琳,郜欣悦,陈静,等.维持性血液透析患者益处发现体验的质性研究[J].中华护理杂志,2024,59(02):164-169.

[20] 陈晓玲.血液透析患者外出旅游需要做的攻略[J].世界最新医学信息文摘,2019,19(68):196.